クスリに殺されない47の心得

体のチカラがよみがえる　近藤流「断薬」のススメ

近藤誠

アスコム

近藤　誠の養生訓

養生の道は、多言を必要としない。
実行することは、
クスリ・サプリを飲まず、
医者に近づかず、
健診も人間ドックも受けないこと。
肉も野菜もよく食べ、
酒も甘味も楽しみ、
たばこだけは避けること。
よくしゃべり、
よく動くこと。
過去を追わず、
未来を悩まず、
今このときを大切にすることだ。
これが養生の大切な点である。

はじめに

コンビニより薬局のほうが多いニッポン

きょうも僕のセカンドオピニオン外来に、クスリを10種類以上も飲んでいる70代の患者さんがみえました。

「高血圧のクスリが3種類って多すぎますか?」

「全部やめなさい。70代なら上が180ぐらいあるほうがボケないし、長生きしますよ」

こんなやりとりが、しょっちゅうです。

ほかにも「病院をハシゴして、出されたクスリは全部飲んでいる」「60歳の同窓会で、クスリを毎日飲んでいないのは30人の中で自分だけだった」などなど……。

日本人にボケ、うつ、寝たきりが多いのは、「薬害」と僕は見ています。

「可能ならすべての薬を中止せよ。それが無理なら、可能な限り中止せよ」「中止して患者の体調が悪くなるような薬は、ほとんどない」（アメリカの医師の心得集『ドクターズルール425』南江堂）より。

本書は、クスリから離れて、幸せに長生きするための心得集です。


ちょっと体調がよくないと「痛くなったら、すぐ～」とクスリに手を伸ばし、「効いたよね、早めの～」とニッコリ。

毎年のべ5000万人もの人が、無意味なインフルエンザ・ワクチンを打つ。

高血圧、高コレステロール、高血糖に震えあがって、死ぬまでクスリを飲み続ける。

世界に出回る抗生物質の7割を、じゃんじゃんムダ使いしていた時期がある。

日本人は根っからのクスリ好き国民です。

なにしろ江戸時代にはもう「置き薬」ビジネスが全国展開。行商人が各家庭を定期的に回り、せっせと薬箱の中身を補充していたのですから。

そして今、日本にはコンビニが4万店以上ありますが、薬局の数はそれをはるかに上回る約5万4000店（厚生労働省2011年調べ）。

あなたも、コンビニでおにぎりを買う感覚で、クスリを買っていませんか？

8000通の読者ハガキにあふれる、クスリSOS

前著『医者に殺されない47の心得』に、おかげさまで108万部の支持をいただき、編集部には読者ハガキが8000通以上も届いています。

拝読すると、クスリについての戸惑いや悩みがあふれています。


「クスリが毒だなんて、思ってもみませんでした」

「8種類飲んでいたのを、1週間で半分に減らしました」

「父が死ぬまで苦しみ抜いたのは、抗がん剤のせいだったんですね」

「高血圧の基準値をいじるだけで、クスリの売り上げが6倍になるとは！」


悲鳴のような訴えも目につきます。

「よくフラついて転ぶのはクスリのせい？」

「クスリを減らしたいと言ったら、どうなっても知らないと医者に脅された」

「抗がん剤をやめたいけど、やめかたがわからない」……。


なにかお役に立ちたい、と思いました。

40年間で痛み止めを「3錠」だけ

無農薬野菜にこだわるのに、自分の体はどっぷりクスリ漬け。

添加物にはぞっとするのに、クスリが「添加物のかたまり」とは気づかない。

「クスリは体にいい」「病気を治してくれる」と信じている人が、とても多いですね。

じつは、**クスリの9割に病気を治す力はなく、症状をしばらくうやむやにするだけです。**体がちょっとでもラクになるならそれでOK？ でも、**クスリにはかならず副作用があり、年をとるほど、クスリの毒が体にたまりやすくなります。**

身の回りで「あっちが痛い、こっちもつらい」と言っている人に、聞いてみてください。クスリを山ほど飲んでいるはずです。クスリを飲めば飲むほど、痛みやつらさがひどくなるんです。

僕自身がこの40年間に飲んだクスリは、歯の痛み止めを3錠だけです。

不眠症は20年続きましたが、人は不眠では死なないので、クスリは飲まなかった。

眠れない原因は「がんもどき論争」にあると、自分でわかっていました。

拙著『患者よ、がんと闘うな』（文春文庫）で「がんははじめから本物と、もどきに分かれ、本物はすぐ全身に転移がひそむ。だから手術も抗がん剤も無意味」と唱えたら医学界全体が猛反発。しょっちゅう論争のリングに引っぱり出され、ひとりきりで応戦し続けていたので、闘争ホルモンが出っぱなしで、脳が休まらなかったんです。

その後「がん幹細胞」が発見されて「がんもどき」の存在に自信が深まり、がんを治療しない患者１５０人の、最長23年に及ぶ記録『がん放置療法のすすめ』（文春新書）もまとめてホッとしたら、ぐっすり眠れるようになりました。

心の緊張からくる不調は、もと（原因）を断たない限り、いくらクスリを飲んでも

治らないのです。

ほかにも花粉症、お腹をこわしやすい、ひざが痛むなど、僕も人並みにいろいろ抱えていますが、**「みんなにある」「ほっときゃ治る」「老化現象」**と、気にしません。この調子で40年以上やってきて、病気で仕事を休んだことは一度もありません。風邪をひいても寝込むことはなく、だいたい2~3日で治ります。

うちではずっと犬を飼っていますが、やはり医者に連れて行かず、クスリを飲ませず、がんを放置した子も17歳（人間で言えば80代）の長寿を全うしました。

クスリが必要な、たった2つのケース

クスリが必要なケースは2つしかないと、僕は考えます。

①心筋梗塞などの、命にかかわる症状がある場合
②そのクスリを飲んだことで、飲む前より明らかに健康状態がよくなっている場合

ほかの、風邪や日常的な不調をなだめるクスリ、自覚症状もないのに検査で「異常」と言われて処方されたクスリや、かたまりを作る固形がんへの抗がん剤は、体に有害です。

やめても薬効はしばらく続き、急激な症状は起きません。

今までなんとなく飲んでいたクスリを、すっぱりやめた患者さんに話を聞くと、「頭がボーッとしていたのがスッキリした」「足がフラつかなくなった」「食べものがおいしくなった」「胃腸の調子がよくなった」「やる気が戻った」……。喜びの声ばかりです。

「80歳の母が飲んでいた血圧のクスリ、血液サラサラのクスリ、糖尿病のクスリ、コレステロールのクスリ、骨粗しょう症のクスリ、胃薬……。全部やめさせました。なんの異状もなく絶好調です！」といったご家族の報告も、よく耳にします。

抗がん剤のすさまじい毒性に気づいてから、僕はあらゆるクスリについて、世界の医学論文を読みこんできました。日本人がいかに無用なクスリをむやみに飲まされ、寿命を縮めているか、『成人病の真実』（文春文庫）、『医原病』（講談社＋α新書）、『抗がん剤だけはやめなさい』（文春文庫）などの拙著にまとめてきました。

また医者として、慶應大学病院で診た数万人の患者さん、僕のセカンドオピニオン外来にみえた3500組以上のご相談者から「クスリでこういう副作用が出た」「家族や知人がこんなひどい目にあった」という話を、たくさんうかがっています。

「クスリは毒です。みなさんクスリを飲んではいけません」

薬学部の新入生は、最初の講義のときによく、そう教えられます。

しかし医者や薬剤師は、クスリの毒性を患者さんにきちんと伝えません。

もっと自分の体を信じ、体の声をよく聞きましょう。

クスリから自由になって、元気に長生きするための心得を、本書でお伝えします。

クスリに殺されない47の心得

目次

第2章　**クスリは「こうして」減らしなさい**

第3章 医者の「この言葉」にご用心

第4章 予防接種なんていらない

第6章　体のチカラがよみがえる〝近藤流〟健康法

第1章

それでも、クスリを飲みますか？

心得

1

医者に近づかなきゃ、クスリに殺されない

クスリに殺されない〝マコトの3か条〟

「これからなるべく元気で長生きするには、どうしたらいいですか？」

僕のセカンドオピニオン外来で、患者さんにしょっちゅう聞かれる質問です。

自覚症状もないのに治療をすすめられているかたには、次の「3つの心がけ」を読みあげながら紙に書いて手渡します。

1. 診断を忘れる

2. 検査を受けない

3. 医者に近づかない

みなさんポカンとしたり、アハハと笑ったあと、「なるほど！」「お守りにします」「不安に負けそうだけど、がんばります」と、いろいろな反応が返ってきます。

これは決してジョークでも誇張でもなく、医者を40年以上やり、10万時間勉強してつかんだ〝マコトの3か条〟です。

医者に近づかなければ無意味な検査をされることもなく、クスリに殺されることもありません。

長野県が「長寿日本一」の本当のワケ

そう言い続けていたら、**医療に最もお金をかけない長野県が2013年、「男女とも長寿日本一」の座に輝きました。**

男性は平均寿命80・88歳で5回目のトップ。女性も87・18歳で初めてトップ。

一方、長野県民ひとりあたりの、クスリ代も含めた医療費はここ16年の間、全国で最も少ないんです。医師や病院ベッドの数、入院件数、入院日数も、日本で最も少ないレベルです。

反対に、**自宅で息をひきとる「在宅死亡率」が14・9%と日本一高い。**つまり長野県民は一生、医者からとことん離れて暮らし、いちばん長生きしているのです。

東北地方でとびぬけて長寿の山形県も、病院ベッド数は全国で43位。逆に医療費や病院ベッド数が上位の県はそろって、長寿ランキングの20位圏外です。

もうひとつのトピックスは、**「医療崩壊」した北海道・夕張市で、日本人の三大死因「がん」「心臓病」「肺炎」の死亡率がすべて下がった、**というニュースです。

夕張市は、65歳以上の人の割合が45％と日本一高い、超高齢化シティ。

そこに2007年、財政破たんが起きて市立病院（総合病院）がなくなり、1万人の夕張市民がかけこめるのは、診療所だけになりました。

病院ベッド数も171床から19床へと、10分の1に激減。

救急病院もなくなったので、救急車を呼んでも近隣の救急外来にたどり着くまで1時間がかかり。出動回数は以前の半分以下に減りました。心筋梗塞や大出血など一刻を争うときは、医療用ヘリコプターが出動しています。

早期がんの発見に活躍するCT（コンピュータ断層撮影）、MRI（磁気共鳴撮影）などの最先端の検査装置もゼロ台に。

もし、がんが見つかっても、地元には入院できる施設がないわけですから、手術や抗がん剤治療をしないで、痛みや苦しみがあれば医師や看護師に家に来てもらって、苦痛をやわらげる緩和ケアだけ受けて、在宅で亡くなる人が急増しました。

その結果、**高齢者ひとりあたりの年間医療費は、財政破たん前の80万円前後から70万円前後へと、2割近く減りました。**

「病名」がつかなければ、穏やかに長生きできる

「香典医療」という言葉があります。日本では、国民ひとりが一生に使う医療費の2割が、死ぬ直前に使われるんです。それがなければ日本の医療は成り立っていかない、というほど大金が投じられている。

夕張市では、その香典医療をやろうにもできなくなったのです。

では、みんな、バタバタと早死にしたでしょうか？

いえ、逆に日本人の三大死因による死亡率が下がったんです。代わって激増したのが「老衰死」。

平成15～19年、夕張市で老衰の死亡診断をされた男性はゼロ、女性も老衰で亡くなる人の割合は、北海道全体の平均よりずっと少なかった。ところが平成20～24年には、

男性も女性も、平均より何倍も多くなっています。

つまり、**夕張市の高齢者たちは、以前は病院でせっせと詳しい検査を受けて病名がついていたのが、病院に行かないから病名がつかなくなったわけです。**

たとえがんが見つかっても治療しない、という人も急増しました。

「おばあちゃんは診療所で肺に影があると言われ、札幌に行って大病院で詳しい検査を受けました。肺がんが見つかり、抗がん剤治療をすすめられましたが、二度と札幌には行かず、夕張のわが家で、家族に見守られて穏やかに暮らしました。亡くなる前日まで好きなものを食べて、90歳で安らかに天に旅立ちました」というような話が、メディアでよく取り上げられています。

がんは放置したほうが穏やかに長生きできることの「証人」がどんどん増えて、うれしい限りです。

海外ではイスラエル、コロンビア、米ロサンゼルスなどで「医者がストライキをして救急医療だけ稼働したら、死亡率が下がった」と報告されています。

世界中の人々が、高いお金を払ってムダな検査をし、無意味な手術やクスリで苦しみ、健康でいられる寿命を縮めています。医者には近づかないことです。

心得

2

クスリを飲むなら「命がけ」と心得よ！

クスリの専門家は、クスリを飲まない

かつて日本薬剤師会の会長が、退任を前に「患者よ、クスリを捨てなさい」「クスリは毒である。飲んでも病気は治らない」「病気はクスリでつくられる。特効薬の発売で〝うつ病〟患者が2倍になった」とメディアに激白していました。

在任中はずっと、口をつぐんでいたんですね。クスリの専門家たちはこうやって、自分は飲まない毒をなにくわぬ顔で患者に飲ませ、その利益で食べているのです。

しかもクスリの毒は強力です。僕が在籍した慶應大学病院には「毒薬」「劇薬」指定のクスリが、4000種類もありました。

毒薬とは、ほ乳類に注射すると、体重1kgに対して20mg以下で5割以上が死んでしまうクスリ。劇薬は200mg以下で5割以上が死ぬクスリです。

抗がん剤のほとんどは、毒薬指定です。

体じゅうに強い農薬をまくのと同じですから、健康な人でも投与し続けると正常細胞がどんどん死滅し、死に至ります。

元気だった人が、抗がん剤治療を始めたとたん急死した、寝たきりになったという

話はよく聞きますね。

芸能リポーターの梨元勝さんは肺がんで入院した当初、病室で1日に何本も取材を受けるほど元気でした。ところが治療が始まるとみるみるやつれ、わずか2か月後、3回目の抗がん剤治療が始まってすぐ亡くなっています。

このすさまじい毒性に加え、命にかかわる過敏症状、**「アナフィラキシーショック」**もよく起きます。抗がん剤の投与から数分～30分以内に急激な血圧低下、呼吸困難などが起き、最悪の場合は死んでしまう。また、完治しにくく致死率の高い「間質性肺炎」にかかる率も高い。抗がん剤は凶暴です。

毒をもって毒を制する？ **いえ、抗がん剤で一時がんが縮んでもまた大きくなるし、一緒に正常細胞もたたくので延命にはつながりません。がんの9割を占める「固形がん」（胃がんなどかたまりを作るがん）に抗がん剤は無意味です。**つらい副作用と、命を縮める効果しかありません。

クスリは「自然に治る力」を弱らせる

ほかのクスリも9割は、「臭いものにフタ」で、見かけの数値や症状をごまかすだけ。そして、副作用は必ずあり、体に備わった「自然に治る力」を弱らせます。

たとえば熱や下痢をクスリで抑えても、ぶり返して長引きます。

「痛み止め」や**「シップ」**がクセになると、痛みがどんどん強く、しつこくなります。

高血圧、高コレステロールをクスリで下げると、脳梗塞やうつ、ボケを招きます。

血糖値を無理に下げると、意識を失って倒れたり、急死する危険が高まります。

脳に働く精神安定剤、抗うつ剤、睡眠薬などの**「向精神薬」**は心をむしばみ、依存症になりやすい。自殺、殺人、暴走事故など、多くの悲劇の引き金にもなっています。

「ボケを予防する、進行を遅らせる」と称するクスリの効果は証明されていないのに、副作用はすごく、せん妄（幻覚、錯乱、暴力などの混乱症状）、心不全、おう吐、失神などなど……。どう考えても、飲まないほうが脳を守れそうです。

「ビタミン剤」で病気は防げず、過剰なベータカロテンは、発がんリスクを高めます。

市販の**「風邪薬」**や**「鼻炎薬」**でも、皮膚がただれるスティーブンス・ジョンソン症候群で失明したり死ぬことがあります。

クスリを飲むなら「命がけ」と心に刻みましょう。

心得

3

医者は副作用を、ちゃんと教えない

「抗がん剤は効く」の本当の意味とは

「あのクスリに、こんなにひどい副作用があるなんて、だれも教えてくれなかった」

患者さんから、よく聞く嘆きです。

たとえば乳がんの抗がん剤治療から3～4年たっても、「子どもがほしいのに、生理がもどらない」「髪の毛が生えてこない」「ふしぶしが痛む」「腎臓が弱って体がむくむ」などの症状をすべて抱えたままの患者さんもいます。

なにも教えられずに治療で苦しんだあげく、女性としての楽しみや夢まで踏みにじられるとは。


そもそも医者がよく「この抗がん剤は効く」というのは、「しこりが一時的に小さくなることがある」という意味で、完治するという意味ではありません。

前述の通り、胃がんや乳がんのような、かたまりを作る**「固形がん」**は抗がん剤では治せません。延命効果も「ない」人のほうが多く、あってもせいぜい数か月。なのに抗がん剤の副作用は、平均１００以上という多さです。

数千人のがん患者を看取ったホスピス医が「いちばん悲惨なのは、抗がん剤をあれこれ打たれてボロボロになってホスピスに来て、間もなく亡くなる患者さんです。人生の最終章に何か月も苦しんだあげく、死のまぎわまで手はしびれる、足はしびれる、なにを食べても味がしない……。痛ましすぎます」と語っていました。

また、**認知症薬の副作用**の多さを知ったら、患者さんは驚くでしょう。

たとえばよく売れているアリセプトの副作用は、**「失神、心不全、発疹、おう吐、無表情、じっとできない、体が勝手に動く、舌のもつれ……」**。50以上もあって激烈です。さらに新しい副作用の報告が続々と加わっています。健康な人でも、このクスリを飲んだらおかしくなってしまいそうです。

「漢方は体にやさしい」は大間違い

西洋医学がダメなら自然由来の漢方に頼ってみよう？

いえ、漢方なら安心ということはまったくありません。

たとえば漢方の胃腸薬の副作用で、倦怠感、手足のしびれ、こわばりなどが起こる「偽アルドステロン症」。

これは、漢方エキス製剤の7割前後に含まれる「甘草」の摂りすぎが原因です。甘草の主成分グリチルリチンは炎症を抑える作用があり、甘味が砂糖の50倍とあって、漢方薬以外の多くの医薬品や、のどあめ、ガムなどのお菓子の甘味料にも使われています。つまり、普段から摂りすぎになりやすい。

漢方薬には肝臓障害の副作用が認められるものがあり、肝炎を患ったことのある人が知らずに服用すると、劇症肝炎を引き起こして最悪の場合、死に至ります。

クスリの副作用にはアレルギー反応も多く、今までなんともなくても、摂りすぎたり、体調が悪いと体の免疫機能が過剰反応して、強い副作用が出ることがあります。

市販の風邪薬や痛み止めで、皮膚がただれて3〜5％が死に至るスティーブンス・ジョンソン症候群になったり、総合ビタミン剤で劇症肝炎になることもある。ビタミン剤から漢方薬、抗がん剤まで、クスリを飲む前に必ず副作用を調べてください。

心得

4

こんな副作用が出たら病院へ！

多すぎてくらくらする、副作用の数々……

病院でクスリを出されたら、飲む前に**「クスリ名　くすりのしおり」**でネット検索してみてください。それだけで震えあがって、クスリと縁を切れるかもしれません。

「くすりのしおり（http://www.rad-ar.or.jp/siori/about/index.html）」は製薬会社が合同で運営する「薬の適正使用協議会」のサイト。1万4000種類以上のクスリの効能、副作用、注意点が、A4サイズ1枚にわかりやすくまとめられています。

たとえば、抗がん剤アバスチンについて「アバスチン　くすりのしおり」で検索して、アバスチン点滴静注用100㎎／4㎖の説明を見ると、まず最初に「おもな副作用として、出血、高血圧、神経毒性、疲労・けん怠感、食欲減退、悪心、口内炎、脱毛症などが報告されています。このような症状に気づいたら、担当の医師または薬剤師に相談してください」。

それに加えて「このような場合には使用をやめて、すぐに医師の診療を受けてください」と、アバスチン1種類の副作用が100以上も、次のように載っています。読むだけでくらくらするはずです。

□さむけがする、冷や汗が出る、手足がしびれる、立ちくらみ、呼吸困難、胸が苦しい、発疹、じんましん、かゆみ、むくみ、口唇やのどが腫れる、血圧が下がる［ショック、アナフィラキシー］

□激しい腹痛、吐き気、おう吐、便秘、便に血が混じる（赤～黒っぽい便が出る）［消化管穿孔］

□肛門の周辺や皮膚に穴があき腸液や便がもれる、発熱、腹痛、腹がはる、便に血が混じる（赤～黒っぽい便が出る）、下痢、尿の回数が増える、尿が残っている感じ、尿に泡が混じる、尿が濁る、膣から便がもれる［腸管皮膚瘻、腸管瘻］

□血を吐く、息苦しい、息切れ、みぞおちのあたりが気持ち悪い、吐き気、飲食時にむせる、発熱［気管食道瘻］

□発熱、咳が出る、血を吐く、息苦しい、息切れ［気管支胸膜瘻］

□膣から尿がもれる、膣から出血する、尿の回数が増える、尿が残っている感じ［泌尿生殖器瘻］

□体がだるい、皮膚や白目が黄色くなる、尿が褐色になる、おう吐、発熱［胆管瘻］
□傷口が治りにくい、傷口が開く、傷口から出血する［創傷治癒遅延］
□激しい腹痛、血を吐く、便に血が混じる（赤〜黒っぽい便が出る）、タンに血が混じる、血を吐く、頭痛、吐き気、おう吐、片側の手足のまひ、強いしびれ、意識がもうろうとする、鼻血が出る、歯ぐきから出血する、膣から出血する［消化管出血（吐血、下血）、肺出血（血タン・喀血）、脳出血、鼻出血、歯肉出血、膣出血］
□頭が重い、頭痛、吐き気、おう吐、しゃべりにくくなる、顔や手足のまひ、しびれ、めまい、意識がもうろうとする、視力が低下する［脳血管発作、一過性脳虚血発作、脳虚血、脳梗塞］
□胸が痛い、胸が苦しい［心筋梗塞、狭心症］
□片方のふくらはぎが赤く腫れたり、ふくらはぎを押すと痛む、急に息苦しく感じたり、胸苦しさを感じる［深部静脈血栓症、肺塞栓症などの静脈血栓塞栓症］
□頭痛、吐き気、意識がもうろうとする、けいれん［高血圧性脳症、高血圧性クリーゼ］
□頭痛、ぼんやりする、ふらつき、覚えられない、物忘れ、けいれん、しゃべりにくい、見えにくい、目のかすみ、明暗がわからない、意識がなくなる［可逆性後白

質脳症症候群〕
□尿の量が減る、体がだるい、疲れやすい、尿が出にくい〔ネフローゼ症候群〕
□めまい、動悸、息切れ、耳鳴り、頭痛、体がだるい、発熱、のどの痛み、セキ、タン、出血が止まりにくい、出血しやすい、歯ぐきから出血する、鼻血、あおあざができる、皮下出血、さむけ、ふるえを伴う急な高熱、脈が速くなる、呼吸困難、関節の痛み、血圧が下がる〔骨髄抑制（汎血球減少症、好中球減少、白血球減少、貧血、血小板減少）、感染症〕
□息切れがする、胸が痛い、胸が苦しい〔うっ血性心不全〕
□発熱、からセキ、息苦しい、息切れ〔間質性肺炎〕

また、抗うつ剤パキシルを検索すると「パキシルCR錠12・5㎎」のおもな副作用は「吐き気、眠気、口渇、めまい、便秘、頭痛、食欲不振など」。

こういう場合はすぐ使用をやめて医師の診療を、という副作用もさまざまです。
□不安、興奮、手の震え〔セロトニン症候群〕
□急激な発熱、筋肉のこわばり、意識障害〔悪性症候群〕

□考えがまとまらない、現実には存在しない物が見えたり、ない音が聞こえる、筋肉が発作的に収縮する状態［錯乱、幻覚、せん妄、けいれん］
□けいれん、意識の低下、頭痛［抗利尿ホルモン不適合分泌症候群］
□体がだるい、白目が黄色くなる、食欲不振［肝機能障害］

市販薬も含め、どんなクスリでも、飲んだあと、こんな症状が出たら危険です。

「高熱とともに湿疹が出る」
「目の充血」「目やに（眼分泌物）」「まぶたの腫れ」「目が開けづらい」
「くちびるのただれ」
「陰部のただれ」「排尿排便時の痛み」
「のどの痛み」
「皮膚の広い範囲が赤くなる」

急激に悪化して、命にかかわることがあるので、すぐに病院に行ってください。

心得

5

血糖値をクスリで下げると急死、事故、膀胱がんが増える

血糖コントロールのこわ～いワナ

「やけにのどが乾く？　糖尿病予備軍かもしれません。血糖コントロールをしないと合併症の危険が高まり、いつか目が見えなくなったり、足を切断する悲劇も……」

糖尿病の恐怖をあおる広告を、よく見かけます。

糖尿病は、体を動かすエネルギーになるはずのブドウ糖が血液の中にあふれて、肝腎の細胞に回らなくなる病気です。脳梗塞や感染症のリスクを高め、発症から十数年で特有の網膜症、神経障害、腎症も起こりやすくなります。

だからといって、うかつにクスリを飲むのはもっと恐ろしい。

日本糖尿病学会は長い間、**厳格な血糖コントロール**を推奨してきましたが、そのせいで、どれだけ多くの人が命を落としてきたかわかりません。

血液検査のデータに「ヘモグロビンA1c（HbA1c）」があります。血糖（血液中のブドウ糖）の長期間の平均値がわかり、国際的に6・5以上で「糖尿病のリスクがある」と判定されます。

日本糖尿病学会が定めたガイドラインでは「7」未満が治療目標。クスリを飲んでも変化がないと、インスリン（血糖値を下げる、ほぼ唯一のホルモン）も打たれます。

ところが、権威ある医学誌『ランセット』に載ったイギリスの報告では、**死亡率がいちばん低かったのは7〜9までの人たち。**クスリを飲んでもヘモグロビンA1cが10・5以上の人たちと、逆に6・5未満に下がった人たちは、どちらも死亡率が高くなっていました。特にインスリンで6・5未満に下げると、死亡率は80％増に。

アメリカで近年行われた試験では、クスリでヘモグロビンA1cを6未満に下げると命にかかわることがはっきりしたため、途中で打ち切られています。

死亡リスクから考えると、ヘモグロビンA1cの目標値は「7・5」ぐらいが安全です。

低血糖になって、前の車にドン！

血糖値を下げると早死にしやすいのは、**「低血糖発作」**のせいです。

脳の活動には酸素とブドウ糖が不可欠です。血糖値が下がると脳細胞が働かなくなって、まず冷や汗や動悸などの症状が出ます。そこでブドウ糖を補給できればいいのですが、寝ているときに発作が起きると、そのまま死んだり、脳死状態になってしまいます。フラついて転倒して寝たきりになったり、交通事故にもつながります。

新聞に載った、低血糖発作による自動車事故では、40代の男性会社員が信号で前の車に追突し、70ｍも走行して停止。その後もしばらく意識がもうろうとしていたそうです。

また、糖尿病を治療中の65歳の男性の車が暴走し、男女２人をはねて重軽傷を負わせた事件では、２㎞手前から急停止などの異常運転をしていました。どちらも、低血糖の発作のせいで、車が「走る凶器」と化してしまったのです。


また「アクトス」という2型糖尿病治療薬の発がんリスクのことが、医者向けの添付文書には載っています。海外での、糖尿病患者を対象とした研究で、長い間服用すると特に、膀胱がんの発生リスクが増える傾向が認められています。

患者がクスリを飲まなくなるような情報は、医者も薬剤師もめったに教えてくれません。ネット検索などして自分で調べて、自分の身を守るしかないのです。

心得

6

降圧剤に抗がん剤。クスリの「効果」はウソ八百！

年間4827億円の資金提供

4827億円。これは「日本製薬工業協会」メンバーの70社とその子会社2社が、2012年に医学界にわたした**「研究資金」**の総額。

同じ年の、国の医療分野に対する研究予算は、1955億円。

製薬業界がケタはずれのお金を投じて、医療を支えていることがよくわかります。

その結果、大学医学部などの研究チームが作るクスリのデータは、ウソ八百です。研究費をたっぷり与えてくれるスポンサー（製薬会社）は、神様ですから。

2013年には、降圧剤「ディオバン」の研究データ操作が発覚しました。製造元は、世界トップ2のノバルティスファーマ。その社員（当時）が身分を偽って4大学の研究に加わり、ディオバンは脳卒中などをよく抑えるという結論が出ました。同社はそれをPRに活用して、ディオバンの売り上げは1000億円を突破。そこで血圧データなどが「何者かによって」改ざんされていたことがわかったのです。

2014年には、国内最大の製薬メーカー・武田薬品工業の誇大広告が発覚。降圧剤「ブロプレス」の広告に、最新の臨床研究のデータとは別の、「長期間服用すると心臓病の発症が減る」ように見せかけたグラフを使っていました。「ブロプレス」は同社の主力薬のひとつで、2012年度の国内売上高は1340億円に達しました。

この臨床研究は京都大学、大阪大学、慶應大学などの研究チームが、患者4700人を対象に4年間かけて行い、武田薬品は同チームに総額37億5000万円の奨学寄付金を提供。**しかし、今までの降圧剤とブロプレスの効果は変わりませんでした。**

そこで広告には、同チームが過去に発表した古いグラフが登場。これは統計のとりかたが不適切でした。研究チームの代表は、「広告の記事内容は誤りで、事前にチェックすべきだった」と、苦しい言いわけをしていました。

2014年には国と製薬会社が33億円を投じた国家プロジェクトで、ダブル改ざん事件が起きました。アルツハイマー病研究のデータ改ざん疑惑について研究チームが調査しているときに、よりにもよってチーム代表の東大教授が証拠データを書き換えていました。厚労省は及び腰で、もみ消し工作が疑われています。これではなにも信じられません。

抗がん剤をめぐるデータのカラクリ

データひとつで、年間の売り上げが何百億円も左右されるのは抗がん剤も同じ。

僕は「抗がん剤で生存期間が延びた」とうたう世界のデータの元論文を何千と調べ、例外なくインチキを見つけました。論文筆者リストに製薬会社社員の名前が堂々と載っていることも多く、医療界と製薬会社の癒着を物語っています。

抗がん剤データの打ち出の小づちは**「死んだはずの患者を生きていることにする」**。

「抗がん剤を使う患者、使わない患者」をグループ分けして経過を見る比較試験では、抗がん剤を打たれた患者は副作用が出るので、すぐわかります。

すると製薬会社の研究チームは、途中で来なくなった患者の追跡を甘くします。進行がんや末期がんの患者ですから、死んだ可能性が高い。でも確認しなければ「生きている」ことになり、生存期間の成績を水増しできるからです。

こうして「この抗がん剤には延命効果がある」というウソのデータが完成し、製薬会社は「いい新薬が出た」とＰＲ。医者は右から左に、患者にすすめます。データを疑いだすと治療に使えるクスリがなくなり、病院も自分もやっていけないからです。

心得

7

アトピー、ぜんそくに使われる「ステロイド」は麻薬である

依存しやすく、やめたときのリバウンドも大

花粉症2000万人、アトピー1000万人、ぜんそく400万人……。

患者が増え続ける3つの現代病の症状を抑えるのに、もてはやされているのが「ステロイド剤」です。

人がストレスを受けたときに出る副腎皮質ホルモン「コルチゾール」と同じ物質を化学合成したもので、「免疫反応を強制的に下げる」「炎症とアレルギーを抑える」という2つの働きをします。

しかし、**症状を抑えるツケが大きすぎて、最終的に身も心もボロボロになってしまうことが多いので、うかつに手を出さないこと。**

とりわけ子どもたちに不用意に投与すると、成長にかかわったり、ステロイドからの離脱症状に長く苦しむことになります。

ステロイドを知ると、ジキルとハイドのようなクスリの二面性がよくわかります。

炎症やアレルギーを抑えこむ力だけ見ると、まさに奇跡のクスリです。

アトピー性皮膚炎の、かきむしって血が出るほど激しいかゆみがピタッと止まる。ぜんそくの発作を防ぐ。花粉症のつらい症状を治める。赤く腫れて痛む関節もみるみる腫れが引くので、リウマチや膠原病などの慢性の炎症で苦しむ人々も、ステロイドで一息つくことができます。

そのほか、湿疹・皮膚炎、虫刺され、かぶれ、痔、結膜炎などの炎症を抑えるクスリにも、ステロイドは幅広く使われています。

問題は、あまりにも効くので依存しやすいこと。つい量が増えていき、長期間使うことになりやすい。すると激しい副作用が出てきます。

皮膚が薄くなってすぐ出血する。全身に湿疹が出て赤くただれる。感染症にかかりやすくなり重症化する。糖尿病を招いたり、悪化させる。胃かいようができて吐血したり、胃に穴があく。うつ症状。白内障になる。骨がもろくなる……。

副作用に驚いて、ステロイドをやめたときのリバウンド（離脱症状）も苛酷です。

本来、コルチゾールは生きる上で不可欠のホルモンで、副腎から毎日一定量が分泌されます。しかし、合成コルチゾール（ステロイド）がどんどん入ってくると、体は「あり余っている」と受け止めて、自分では分泌しなくなってしまいます。

その状態で急にステロイドを止めると、体に必要なコルチゾールが不足して、たとえば、低血糖↓意識喪失↓脳障害といったショック症状が引き起こされ、最悪の場合、死に至ることもあります。

アトピービジネスにご用心

2014年5月、神奈川県の個人病院が、最強レベルのステロイド「プロピオン酸クロベタゾール」が入った軟膏を「ステロイドを使っていない、魔法の漢方クリーム」と称し、ネット通販で全国のアトピー患者に売っていたことが発覚しました。

病院の言い分は「中国の医師からクリームを仕入れて処方した。ステロイドが入っているとは知らなかった」。**これは中国ではクスリの成分を公開する義務がないことを悪用した、典型的なアトピービジネスで、同様の事件が繰り返し起きています。**

この軟膏は皮膚の薄い顔面にも、絶対に使ってはいけない乳児にも安易にすすめられ、被害が拡大しました。４年間、顔に塗り続けたある女性は、やめたとたん「顔が炎症で腫れ上がり、強い日ざしや髪の毛先が当たっただけで強烈な痛みとかゆみに襲われて、かきむしってしまう」という離脱症状に苦しみ、**「魔法のクスリと信じてすがったら、麻薬のような毒薬だった」**と語っています。

離脱症状はほかにも、皮膚から体液や血液がにじみ出る、皮膚がはがれ落ちる、慢性疲労など壮絶で、あまりに苦しいのでまたステロイドにすがってしまう人も多い。まさに、麻薬中毒からなかなか抜け出せなくなるのとそっくりです。副腎からのコルチゾールの分泌は、いったん止まると正常に戻るまで、ときに何年もかかります。

吸入ステロイド治療で、身長が伸びなくなる

これほど問題の多いステロイドが、世界中で、子どもたちのぜんそくの治療にも広く使われています。そしてここ数年、欧米で**「子どもの身長の伸びが抑制され、その影響はステロイドを中止してからも続く」**という報告が、相次いでいます。

５～13歳の患者約９５０人を追跡した調査では、吸入ステロイド治療を４～６年間

受けたグループは、ステロイドを使わなかったグループと比べて、大人になったときの身長が平均1・2㎝も低くなっていました。

ステロイドを大量に使用すると、骨の成長にさしさわる恐れがあることは以前からわかっていました。ただ「吸入式なら、気道や肺など限られた部分にしかステロイドが届かないから副作用は少ない」「身長の伸びが一時、抑えられても、大人になれば差はなくなる」と推測されていました。現実にはしっかり身長差がついたわけです。

また、医者が抗がん剤をすすめるトークに「抗がん剤が進歩して、吐き気などの副作用が以前よりずっと軽くなった」というのがあります。これは、**副作用にステロイドでフタをしていることが多いんです。**

ステロイドを併用すると、患者さんが体感する副作用は確かに弱くなるので、抗がん剤治療を拒んだり途中でやめることが少なくなります。**すると治療回数が増え、治療期間も長くなる。その結果、ステロイドの害も抗がん剤の毒性も蓄積して命を縮めることになります。**

ステロイドのトリックに、くれぐれも引っかからないようにしましょう。

心得

8

データが語る、クスリは無力

延命効果のないクスリで苦しむなんて、踏んだり蹴ったり

うかつにクスリを飲んだり打ったりすると、どんなに損をするか。データを見ると一目瞭然です。実態をご紹介します。

■人類が飲み続けたビタミン剤は全部ムダ

アメリカはビタミン信仰の強い国で、『ビタミンバイブル』という本が大ベストセラーになったこともあります。アメリカの成人の4割がビタミン剤を飲んでいる、というデータもあります。

しかし最近、アメリカの名門ジョンズ・ホプキンス大学などの研究者グループが**「病気を予防する目的で、マルチ（総合）ビタミン剤などを摂るのはお金のムダ。ビタミンとミネラルのサプリメントへの浪費はやめよう」**と学会誌に発表しています。

「調べてみると、サプリに、健康に役立つという証拠はない。脳卒中や心臓発作を予防する効果もない」とバッサリ。

同グループでは、マルチビタミン剤に、心臓発作やがんを防いだり、65歳以上の男性のボケ予防に働く効果があるかを調べた研究を総括。

合計40万人を対象とした27件の研究の取りまとめ調査では、

「マルチビタミンをいくら摂っても、心血管疾患やがんを予防する効果はない」

「ベータカロテンでは、肺がんのリスクが高まり、死亡率が上がる」

と報告しています。

■7万5000人調査でわかった、インフルエンザ・ワクチンに効果ナシ

群馬県前橋市医師会は研究班を立ち上げ、5つの都市で合計7万5000人を対象にして6年間にわたり、インフルエンザ・ワクチンの大規模な疫学調査をしました。

この調査では「ワクチンを打ったグループ」と「打たなかったグループ」のインフルエンザ罹患率がまったく変わらず、ワクチンになんの効果もないことが証明されました。

■抗がん剤をあれこれ打っても苦しむだけ

抗がん剤をいろいろ組み合わせて打つ**「多剤併用療法」**が、年々盛んになっています。製薬会社と病院はホクホクですが、患者さんにはなんのメリットもありません。高いお金を払って、つらい副作用が増えて、踏んだり蹴ったりです。

たとえば非小細胞肺がんの治療データ。国立がんセンターの臨床試験では、2剤(ビンデシン、シスプラチン)と3剤(マイトマイシンCをプラス)を投与した患者さんの生存期間には、まったく差がありませんでした。

大阪府立羽曳野病院での臨床試験でも同じ結果が出ています。

世界の「抗がん剤なし」と「多剤併用療法」の比較試験を見ても、多剤併用の成績は、たいてい**「生存率は同じ」**。まれに抗がん剤で延命できても、数か月と推測されています。

抗がん剤の3剤投与の治療は半年続くことが多いので、たとえ延命しても、苦しむ期間が延びるだけです。

心得

9

医者は、「患者が死ぬまで」クスリを飲ませる

「クスリをやめる」は医者の敗北!?

「この3年間、主治医はパソコンばかり見ていて、ただの一度も目が合ったことがありません」

「いきなり手術と抗がん剤をゴリ押し。質問すると、うるさそうにそっぽを向かれました」

「わきの下にしこりがあると言っても、患部を見ようともしてくれない」

まるで日光東照宮の「見ザル、言わザル、聞かザル」のような医者の実態を、患者さんからよく耳にします。

日本の医者は医学生時代、学会が定めた標準治療**「ガイドライン」**（治療指針）に沿った教育を受け、医者になってからもそれに従って治療します。

ガイドラインから離れたら、すべて自己責任の一匹オオカミでやっていくしかない。だから、高血圧のガイドラインが「降圧目標は上が１４０」なら、患者さんが30歳でも70歳でも健康状態がどうでも一律、**「１４０以上は高血圧だから、クスリで下げましょう」**。患者さんを診ないでデータばかり見ている「ガイドラインのひとつ覚え」医療になりやすい。

そのガイドラインは、治療やクスリの**「始めどき」**に大変詳しく、**「やめどき」**は手薄です。

医療産業は「病気と見れば、あらゆる手を尽くしてとことん治療する」という哲学で発展してきたので、**「様子を見る」とか「治療をやめる」ことは撤退、敗北です。**

金銭的にも、多くの人が検査を受けて、健康な人も「患者」になり、治療が長引いてクスリ漬けになってくれるほど、医療産業は栄えます。患者さんが手術の後遺症やクスリの副作用で苦しむほど、つまり、不幸な人が増えるほど、治療行為が増えて栄えるのです。

「死に導くクスリは与えない」

その結果、どういうことが起きているか。

高血圧、糖尿病など慢性病のクスリは、飲み始めたら死ぬまでストップがかからない。

抗がん剤治療が始まると、その毒性で患者がボロボロになっても、医者の多くは「この症状には、この量を何クール投与」というガイドラインに固執します。

芸能リポーターの梨元勝さんは、抗がん剤治療が始まって2か月で亡くなりました。肺がんで入院した当初は、取材を1日何本も受けるほど元気でした。ところが、抗がん剤治療で一気にやつれて、3回目が始まると水も飲めないほど衰弱していました。しかし、本人が息も絶えだえで「クスリ、やめようかな」とうめいているのに、主治医は「5日間は続けてください」。翌朝、梨元さんは永眠しました。

患者さんからも「父がどんどん弱っていくのに、効かないからと抗がん剤を次々に取り替えられました。副作用で帯状疱疹が出て、父は痛みにうめきながら死にました」「大腸がんの手術後、ろくに説明もなく3種類の抗がん剤を打たれました。たまらないだるさ、血便、爪が軟化して割れるなどの副作用に疑問を感じてやめたらすぐに健康を取り戻して、もう3年。転移・再発はありません」といった話を聞きます。

医者から逃げるが勝ちです。

拙著のタイトル『がんより怖いがん治療』（小学館）は僕の実感です。

西洋医学の父、古代ギリシャ時代のヒポクラテスは**「まず（患者に）害をなすな」**と説き、**「できる限り患者の利益になる養生法をとり、決して悪くて有害だと思う方法をとらない」「頼まれても、死に導くようなクスリを与えない」**と宣誓しました。

しかし、それから2000年を経た今も、医療界には悪くて有害な治療と、死に導くクスリが蔓延しています。「医者は死ぬまでクスリを飲ませる」と心に刻んでください。

第2章

クスリは「こうして」減らしなさい

心得

10

70歳超えたら血圧180以上が長生き。高コレステロールもクスリ無用

「知性と理性」でクスリをやめる

クスリを飲まないと、不安でたまらない。どうしたら、やめる勇気をもてますか。そう聞かれるたび僕は**「勇気ではなく、知性と理性が大事です」**と答えます。

ほかの治療も含め、目をつぶってエイッとやめても、人になにか言われたり、テレビのCMや健康番組などを見るとすぐ不安になり、また手を出してしまいます。一生クスリから自由になるには、自分で知識を蓄え、自分の頭で考えることです。

多くの人が飲まされている、**高血圧**と**高コレステロール**のクスリを例にとります。

2000年に、日本高血圧学会の「これ以上は高血圧だから治療したほうがいい」という基準値（降圧目標）が上（収縮期血圧）は160→140に、下（拡張期血圧）は95→90に引き下げられました。一方2014年、日本人間ドック協会が、検診受診者150万人の1％程度の「超健康人」のデータから「上は147、下は94」までは健康値と発表したので、「140と147、どっちがほんと？」と大騒ぎになりました。

どちらも無意味です。基準値より血圧の高い人がクスリで下げたら寿命が延びるという証拠がないどころか、**「血圧をクスリで下げるほど、脳卒中などのリスクが高まり、死亡率が上がる」**という複数のデータが出ています。血圧を不必要に下げると血液の流れが悪くなり、血液が凝固して血管に詰まりやすくなるからです。また海外で75〜85歳の「降圧剤を飲まない」高齢者500人を追跡したら、**上が180以上の人たちが最も長生きで、140を切る人たちの生存率は大変低かった。**年をとると血管が硬く、細くなるので、血圧が高いほうが脳などに血液がよく回るのです。

「出されたクスリを飲む」では、殺される

さらに、ある種の降圧剤は以前から、発がんリスクが疑われています。

僕は、上の血圧が「年齢プラス110」、つまり60歳なら170を超えて、かつ頭痛やめまい、意識障害などの自覚症状がない限り、降圧剤は命を縮めると考えます。

また、人間ドック協会は、血中コレステロール値についても「65〜80歳の女性の健康値は175〜280」など、従来の基準よりはるかにゆるい基準値を発表しました。

僕に言わせればこの数値も無意味、**コレステロールを下げる治療はナンセンスです。**

コレステロールは全身の細胞膜の構成成分で、ホルモンも作ります。また、脳神経には全身のコレステロールの約4分の1が存在するほど、脳にも不可欠。コレステロールが減ると、脳から筋肉への指令もとどこおります。頭の回転が早く、元気で行動的な人に、聞いてみてください。血中コレステロール値が高いはずです。

これほど体にとって重要な物質を、わざわざクスリで減らすなんて、もったいない。

さらにクスリの副作用も問題です。コレステロール値を下げるメバロチンには、筋肉を溶かし、肝機能障害や末しょう神経障害などを起こすリスクがあります。

これはすべてのクスリに言えますが、**とりわけ新薬は危険です。**売るために「より強い効果」をもたせているので、副作用が強くなる一方だから。しかし、医者の多くは副作用のことをきちんと把握しないまま、右から左に処方しています。

クスリについて、医療界や医者が「わざと語らないこと」「とても語れないこと」はあまりに多く、言いなりでは命をとられます。もしいつか「病人判定」を受けても、診断をうのみにしないこと。クスリを出されても、飛びつかないことです。

よく勉強し、よく考えましょう。クスリに殺されないために。

心得

11

熱が出てもクスリを飲まない。
これがクスリ離れの第一歩

熱が出たら、どうする？　4つの質問

風邪で熱が出ると、とりわけ小さいお子さんの場合、ご両親はとても心配ですね。でも発熱は、細菌やウィルスをたたいて早く回復しようと、体の「免疫システム」が懸命に働いてくれているサインです。また、熱が41℃に上がっても、脳症の原因になることはないことがわかっています。

あせって解熱剤で熱を下げると、あとでまた熱が出て病気の経過がわかりにくくなったり、かえって治りが遅くなります。逆に、自力で熱が下がるとスッキリ回復して病気に対する自信と度胸がつきます。

熱が出て病気が治るたび、人間はだんだん強くなっていきます。熱が出てもクスリを飲まないことが、クスリ離れの第一歩です。

よく受けるご質問をQ＆Aの形でまとめてみました。

Q1　熱があっても、お風呂に入っていいですか？

よほどグッタリしていない限り、**熱があってもお風呂に入って大丈夫です。**特に体が汗でベタベタしているときは、さっと湯船につかったり、シャワーを浴びたりしてスッキリすると、気分がよくなってぐっすり眠れると思います。

熱があると疲れやすいので、**長風呂は禁物です。**冬はお風呂上がりに体が冷えきらないよう手際よく体をふいてパジャマを着て、たっぷり水分をとって休んでください。

Q2 汗をかくほど熱が下がりますか？

汗が蒸発するとき、体表面の熱を奪いますが、汗をかくために厚いふとんをかけて「ふとん蒸し」にすると、体は熱中症のようになってグッタリします。ウィルスをやっつけるために熱が出ているのですから、**自然に任せましょう。**

Q3 子どもが高熱でつらそうなとき、してやれることは？

とてもつらそうなら、体を冷やしてあげましょう。おでこを冷やすのは、ひんやりして気持ちがいいけれど体温を下げる効果はありません。それより、**首筋やわきの下、足の付け根など、すぐ下に太い血管が通っているところを冷やすとラクになります。**冷たい水の入ったペットボトルをタオルで巻いて、湯たんぽならぬ「**冷水たんぽ**」を当ててあげるのもいいでしょう。

Q4 危険な発熱のサインは？

生後3か月未満の赤ちゃんが38℃以上の熱を出して「**ミルクを飲まない**」「**泣き声に力がない**」などいつもと違う症状があったら、肺炎や髄膜炎（脳や脊髄を覆う薄い膜の炎症）などの細菌感染症の可能性があるので、医療機関を受診してください。

生後3か月を過ぎたら、発熱そのものより「**繰り返し吐く**」「**意識がもうろうとしている**」「**水やジュースも飲みたがらない**」「**グッタリしてずっと横になっている**」などの症状がないか観察してください。

吐いたり意識がはっきりしないときは髄膜炎の疑いがあり、グッタリして水も飲まないときは感染症や脱水症などの可能性があるので受診してください。

心得

12

「4段階」に分けて減らしなさい

クスリは石油でできている!?

体は、外から入ってくる**「異物」**にとても敏感です。

クスリの多くは石油から作られた化合物で、体にとってはキケンな異物。本来の自然な体内バランスを乱すインベーダー（侵略者）です。

体には細菌やウィルスなどの病原菌や異物を攻撃・排除したり、同じ病気に2度とかからないように働いてくれる**「免疫システム」**が備わっています。

ところが、身を守ってくれるはずの免疫が、食べもの、花粉、クスリなどに過剰反応してわが身を攻撃することがある。これが**「アレルギー」**です。

たとえば花粉症は花粉へのアレルギーによって、あれほどひどいくしゃみや鼻水が出るんです。

前に触れた**「アナフィラキシー」**も、激しいアレルギー症状です。ある実験で、犬に少量の毒を注射したら最初は平気、後日2度目の注射をしたらたちまち呼吸困難や下血を起こして死んだことから「防御の反対（ギリシャ語）」という意味で名づけられました。

アナフィラキシーはほ乳動物のすべてに突然起こりえます。人間ではスズメバチの毒や、そば、卵などで起こりやすい。そして、クスリでも数多くの死者が出ています。

クスリは「肝腎かなめ」の肝臓や腎臓にも負担をかけます。

クスリの働きを勝手に善玉と悪玉に分けて、たとえば熱が下がったら「効いた」と喜び、頭がボーッとしたら「副作用が出た」と顔をしかめるのが一般的です。

でも「クスリが体に引き起こす不自然な作用」という意味では、効能も副作用も、どちらも同じ「**薬理作用**」で、体にとってはいいメイワクです。

肝臓の働きは体に入った物質の分解で、有害なものは「毒消し」します。クスリがしょっちゅう流れこむと肝臓は過労になり、毒消し作業が追いつかなくなります。

腎臓も同じことです。腎臓では血液がろ過されて、不要なものや異物が尿と一緒に排出されます。大量のクスリは、この血液浄化パワーも弱らせます。

またすべてのクスリは、腸内環境やホルモンなどの体内バランスを乱します。

痛みなどのつらい症状を、一時的にでもうやむやにしてくれるだけなら、クスリは便利でありがたい。しかしその代償が、あまりに大きいのです。

奇跡のリンゴ式、クスリ漬けからの脱出法

「奇跡のリンゴ」の話はよく知られていますね。リンゴを無農薬・無肥料で実らせるのは不可能だと、世界中で言われてきました。しかし青森県の農家・木村秋則さんが一念発起。土づくりに大豆の力を利用して、リンゴの根がしっかり張るようにしたり、年に10回まいていた農薬を5回、3回と少しずつ減らしていったり。

10年がかりで栽培方法を改良し、ついに、土の力だけでリンゴを実らせました。

クスリをいろいろ飲んでいる患者さんに聞くと**「出されるままに、なんとなく」**という人がとても多いですね。「効いているかどうかはわからないけど、何十年も飲んでいるから、やめたらなにか起きそうでこわい」という声も聞きます。

なんとなく飲み続けているクスリは、体をいためるだけ。この際、縁を切りましょう。不安なら木村さんに習って4段階ぐらいに分けて減らしていくといいでしょう。

クスリ漬けの体が息を吹き返し、元気を取り戻していく奇跡を体感してください。

心得

13

1週間に「1種類ずつ」減らしなさい

急にボケた？　クスリが犯人かもしれません

日本人は1年間に、クスリ代をどれぐらい使っていると思いますか？

医者の処方箋により薬局で出される「薬局調剤医療費」だけでも65歳未満で約3万円、**65歳を過ぎると一気に、約12万円にのぼります**（厚生労働省2011年発表）。

やはり高齢者は、クスリを湯水のように飲んでいるわけです。

しかしクスリの影響は、年をとるほど、想像を絶するものが多くなります。

老いとともに内臓の機能が衰え、体力も、クスリを分解したり排出する働きも落ちるので、予測のつかないことが起きやすくなるんです。

なかでも多いのが薬害によるボケや、ボケとそっくりの症状。「今が何時で自分がどこにいるか急にわからなくなる」「つじつまの合わないことを言ったり、あてもなくあちこち歩き回る」「すぐキレてわめいたり、暴力をふるう」などの混乱症状です。

65歳を過ぎた人が「急にボケた」ように見えたら、犯人はクスリかもしれません。

今飲んでいるクスリをすべてチェックしてみてください。

精神安定剤、睡眠薬など、脳の機能に影響を及ぼすクスリはもちろん、市販の鼻炎カプセル、風邪薬、頻尿・失禁用薬、酔い止めなどのよくあるクスリでも、「抗コリン作用」をもつものは要注意。この作用が高齢者の中枢神経に影響しやすく、よく記憶障害や幻覚、錯乱を引き起こします。

「親が睡眠薬1錠でボケた」といったケースも珍しくありません。

また、よく聞くのが「クスリで頭がボーッとして、あるいは急に意識を失って転倒・骨折し、そのまま寝ついてボケてしまった」というパターン。

日本老年医学会は、高齢者に特に注意が必要なクスリを発表しています。

〈高齢者に起きやすい副作用〉 精神安定剤・睡眠薬で「もの忘れ」「ふらつき」、降圧剤で「めまい」、鎮痛剤で「胃かいよう」、便秘薬で「腹痛」。

クスリを飲み始めたきっかけはなんですか？

クスリをやめたい、という相談を受けると僕はまず、**「飲み始めたきっかけ」**を思いだしてもらいます。普通に出歩くことができて、ごはんもおいしかったけれど、ちょっと体調をくずして（ほとんど老化現象です）病院に行った。あるいは健診で「異常」を発見された。そしてクスリを処方され、その後は不調（じつはクスリの副作用）を訴えるたび、雪だるま式に種類が増えていったのでは？

だとしたら、何度でも言いますが、**そういうクスリをまず全部やめてください。不安なら1週間に1種類ずつ減らしてみてください。また胃がん、肺がん、乳がんなどの「固形がん」（かたまりを作るがん）への抗がん剤は身を滅ぼすので、今すぐやめたほうがいい。**

すると「ボケ症状が消えた」「体がシャンとした」「胃の調子がいい」「午前中は寝ていたのが、今は朝から動ける」「しびれがとれた」……。喜びのご報告ばかりです。

老人ホームの元施設長からも「入ってくるとき、みんな山のようにクスリを持ってくる。命にかかわるもの以外、全部やめさせると、お年寄りたちは確実に元気になる。あっちが痛い、こっちが痛いと言っていたのまでよくなりますよ」と聞いたことがあります。**「断薬」こそ最高の健康法なのです。**

心得

14

〝早起き療法〟で「頭痛薬」を断つ！

なぜ、頭痛は「原因不明」と言われるのか

繰り返しズキンズキン。頭が締めつけられるようにキリキリ……。「4人にひとりが頭痛もち」と言われるほど、日本には頭の痛い患者さんがあふれています。

そしてテレビではしょっちゅう「頭痛に～」「痛くなったら～」と、痛み止めのクスリのCMが流れています。

でも、頭痛をクスリで治すことはできません。むしろ**「薬物乱用頭痛」**という言葉があるほど、クスリから起きている頭痛が多いんです。

頭痛の引き金として考えられることは、肩こり、運動不足、目の酷使、睡眠の乱れ、精神的なストレス、香辛料やアルコールなどの飲食物、におい、建材などの化学物質、寒さや暑さ、気圧の変化、女性の場合は生理に伴うホルモンの変化など、多すぎて数えきれないほどです。

いくつかの要素がからみあって頭痛が起きていることが多く、病院でＭＲＩ検査などを受けて詳しく調べても**「原因不明」「異常なし」**と言われることが、よくあります。

頭痛の症状や痛みの感じ方はひとりひとり異なり、「ハンマーでガンガン殴られる感じ」「針でチクチクされているよう」「大男に両手で締めつけられてるみたい」「痛みと一緒にグルグル目が回る」「脈打つような痛み」……と、十人十色です。

長年のおつきあいの慢性頭痛は、原因やあらわれ方によって**「緊張型頭痛」「片頭痛」「群発頭痛」**の3つに分けられ、ミックス型の人もいます。

「緊張型頭痛」は肩こりなど筋肉の緊張から起きて、頭全体や後頭部が締めつけられるように痛む。

「片頭痛」は頭の片側に起こりやすく、ズキンズキンと脈打つように痛みます。熱いお風呂に入ったときや、緊張がほぐれたとき、生理前後のホルモンの変化に伴って起こりやすく、血管の収縮・拡張が関係している可能性があります。痛む前に、目の奥がチカチカしたり生あくびなどのサインが出る人も多い。

「群発頭痛」は季節の変わり目など、1年の中のある時期に集中して起きることが多く、頭の片側の目の奥が強く痛みます。

「頭痛薬」を手ばなす3つの方法

頭痛がするたびに、あるいは「あ、目の奥がチカチカしてるから痛みがくる」と先手を打って、条件反射のようにクスリ（鎮痛薬、トリプタン、エルゴタミン製剤など）に頼る。

それを繰り返していると、脳は痛みにとても敏感になり、よりひんぱんに強く痛むようになります。そこでまたクスリを飲むと「いつも頭が痛い。クスリを飲むと、かえって頭痛がひどくなる」という、大変な毎日になってしまいます。

次のような心当たりがあったら、薬物乱用頭痛を疑ってください。

・１か月に15日以上、頭痛に悩まされる
・頭痛薬を月に10日以上飲んでいる
・朝、目が覚めたときから頭が痛い
・以前は効いていたクスリが、効かなくなってきた
・頭痛薬を飲み始める前より、頭痛がひどくなっている
・痛みのレベルや症状、痛む場所が、日によって変化することがある

薬物のとりすぎによる頭痛は、世界的に増え続けています。

これを治すには「断薬」、クスリをやめるしかありません。10日間前後は、激しい頭痛（離脱頭痛）や吐き気などが起きるかもしれません。そこで病院に行けば吐き気止めなどを処方されますが、つかの間、症状をうやむやにするだけです。そこをなんとか自力で乗り切って、クスリに頼る人生から抜け出しましょう。

試してほしいのは、心身のリズムをととのえ、体のコリと血行を改善すること。

1．早起きする

早起きして、朝日を浴びる習慣をつける。雨の日も起きたらすぐ窓をあけたりベランダに出て空を見上げます。体内時計がリセットされ、朝6時に起きたら夜11時、つまり17時間後ぐらいに自然に眠れるようになることが多く、ホルモン分泌も精神面も安定します。

2．深呼吸を心がける

吐く息をゆっくり十分に吐くようにすると、自然に呼吸が深くなり、心が落ち着きます。

3．運動する

速足で歩く、ラジオ体操、雑巾がけなどの全身運動を、毎日なにかやる。うっすら汗をかくぐらいのほどよい運動で、血液が全身をめぐってコリがとれます。パソコンやテレビの前でじっとしている時間の多い人は、ひんぱんに背伸びをしたり、首、肩、股関節を回す、ふくらはぎのマッサージなどを心がけて体をほぐしてください。

1週間続けると、しつこい頭痛も改善するはずです。ぜひやってみてください。

頭痛にはまれに、脳梗塞、緑内障などの深刻な病気からくるものもあります。**かつて経験したことのない激しい痛みや、ひどい吐き気、めまい、意識障害などを伴っている場合は、病院に行ってください。**

ちなみに、僕自身は自然に任せたいので、なにがあっても病院には行かないし、家族には「家で倒れても救急車は呼ぶな」と伝えてあります。判断は人それぞれだと思います。

心得

15

〝朝ヨーグルト〟で「便秘薬」を断つ！

クスリで「甘やかす」と大腸がサボりだす……

女性誌などのアンケートを見ると、女性たちはどの年齢層も、半数以上の人が便秘に悩んでいますね。毎日出ていてもウサギのようなコロコロ便だったり、いつも「スッキリ出しきった気がしない」ともやもやを抱えていたら、それも立派な便秘です。

大腸は、気分や環境や食べもの、睡眠時間などにとても敏感なので、普段は快便でも、気がかりなことがあったり、旅に出ると便秘がちになります。

女性たちに便秘の悩みが多い理由として、こういうことが考えられます。

・仕事のほか家事、子育て、職場から親戚までのさまざまな人づきあい、介護、更年期など、**「女性ならではのストレス」**が多い。すると腸が緊張して、便がとどこおる。
・オフィスや家で**「座りっぱなし」**の時間が多く、運動不足になりやすい。
・月経前は栄養や水分を**「ためこむ」**方向にホルモンが働くので便秘がちに。
・ダイエットのために食べる量や油脂をひかえることが多く、便の**「量」と「なめらかさ」**が不足して出にくくなる。

・頭痛や生理痛のクスリ、睡眠薬、精神安定剤など、**「クスリの副作用」**で便秘する。
・女心はデリケートで、ホルモンにも気分を左右されやすい。すると、大腸がけいれんして便秘と下痢を繰り返す**「過敏性腸症候群」**が起きて、コロコロ便にもなりやすい。

女性の人生は心身のリズムも含めて山あり谷ありで、それが便通のトラブルにつながるのですね。とにかくスッキリしたくて、みなさんクスリに手が伸びるのか、テレビCMでもドラッグストアでも、便秘薬は種類も数もとびきり多いですね。

しかし便秘薬に頼ると、大腸にサボリグセがついてしまいます。

市販の便秘薬の多くには、大腸の粘膜を刺激する下剤成分と、便をやわらかくしたり、便の量を増やす成分が含まれています。

今までスムーズに動かなかった腸が、便秘薬というモーターによって**「ぜん動運動」**（便を前に前に送って外に押し出す動き）を起こし、便そのものもやわらかく大きくなるのですから、最初は1日に何回も、驚くほどドカンと出てスッキリ爽快です。

でも、その効果にやみつきになると、体は外からの刺激にすぐ慣れるので、みるみる効き目が落ちて、より強いクスリの刺激がないと排便できなくなります。

一方で、**ぜん動がいつもクスリに誘発されると、大腸のぜん動能力も弱ってしまいます。**電動自転車に乗り慣れると、自分の足でこぐのがしんどくなるのと同じです。

便秘を治す「習慣」とは

便秘はクスリに頼らず、生活習慣や食習慣に気をつけて、もとから断つことです。**まず15分早起きして、起きぬけに「冷たい水」を1杯飲むクセをつけます。**冬は温水でもけっこうです。これで大腸が目覚めて動き出し、便もゆるみます。そして朝食の前後に、トイレで新聞でも読みましょう。リラックスすると便が出やすくなります。**「朝のヨーグルト」には、便をゆるめて増量するバナナ、キウイ、アボカド、リンゴなどのフルーツを加え、食事は肉も野菜も炭水化物もバランスよく摂ること。**

そして、**便を押し出す腹筋をきたえる「ストレッチ」を習慣に。**歯磨きしながらのスクワットなど「ながら」運動にすると忘れません。階段の上り下りも効果的なので、自宅でも職場でも意識的に階段を使ってください。きっと快便体質に変身しますよ。

心得

16

〝ハチミツ＆水あめ〟でのどの痛みを治す！

耳の下を押すと、だ液がわくんです

口内炎ができやすい。しょっちゅうのどが腫れる、痛む、イガイガする。

デリケートな「お口の中」の炎症に悩まされている人は多いですね。

近年、クスリやストレスなどによる**「ドライマウス」**（だ液がよく出なくて口の中がカラカラに乾く症状）の人が増えているのも一因でしょう。

クスリの代わりにハチミツ、水あめを試してみてください。

口内炎なら、まず水を含ませた綿棒などで患部をそっと拭き、ハチミツか水あめを乗せるつもりで塗ります。のどの炎症には、スプーンや箸にハチミツ、水あめをからめて、少しずつゆっくりなめます。

どちらもとろりとしていてコーティング（膜で覆う）作用があり、粘膜が保護されて痛みがやわらぎます。また糖度が80％前後と高くて抗菌に働きます。

甘いハチミツや水あめをなめると、だ液がたっぷりわくのもよいことです。

犬や猫は、ケガをすると傷口をしきりにペロペロなめます。これは動物が傷や病気を自力で治療、予防する本能的な知恵のひとつ。

人間も含めて、動物のだ液には抗菌作用のある微生物やさまざまな酵素、傷を治す抗体が含まれています。たとえば「リゾチーム」という酵素は細胞の修復と止血に働き、傷の治りを早くします。また「免疫グロブリン」という抗体タンパク質は、細菌が細胞にとりつくのを阻止してくれます。

だ液を出すには**「耳の下のマッサージ」**も効果的。ここには最大のだ液腺「耳下《じか》腺《せん》」があるので、指をそろえて軽く刺激すると、だ液がわいてきます。

ハチミツは、赤ちゃんにはあげないで

口内炎は、歯ぐき、舌、舌の裏、くちびるの裏、頬の裏など、口の中のあらゆる場所にできる、直径数㎜の白い円形のおでき。いちばんよく見られるのは5〜6㎜ぐらいまでの「アフタ（灰白色斑）性口内炎」で、まん中が少しくぼんでいたり、表面が白く周囲が赤いのが特徴です。

口内炎は、口の中の粘膜が弱っているときや、口の中を噛んで傷口から細菌が侵入

したとき、栄養不足や過労などで体の抵抗力が落ちているときにできやすいようです。

とてもまぎらわしいのが、舌にできる「アフタ性口内炎」と初期の「舌がん」です。舌がんも同じように白っぽいのですが、周囲に赤みがなく、縁がギザギザで硬いのが特徴です。

舌がんの初回治療は、欧米では放射線が一般的です。日本の国立札幌病院放射線科医長が発表した舌がん2期の放射線治療成績は、舌の機能はそのままで、5年生存率90％。一方、舌がん2期の外科治療は「舌を半分切除＋予防的頸部リンパ節かく清（ごっそり取る）」という大手術になりやすい。

発音やそしゃくに障害が残りますが、5年生存率は放射線治療と変わりません。あわてて切らないで、よく検討してください。

それから**ハチミツは、1歳未満の赤ちゃんには食べさせないこと。**ボツリヌス菌の芽胞が混入していることがあるからです。この芽胞は土の中や空気中に広く分布し、大人の消化器官内では発芽しません。しかし、機能が未熟な赤ちゃんの体内では発芽して、乳児ボツリヌス症という中毒症状を起こすことがあるからです。

心得

17

肌が荒れたら洗剤、入浴剤、クリームをやめる

その肌荒れ、「界面活性剤」のシワザです

指先がヒビ割れる、乾燥肌、肌荒れ、アトピー、主婦湿疹、老人性皮膚掻痒症《そうようしょう》……。肌のカサつきや肌荒れに悩む人が、増え続けています。

まず**「界面活性剤」**のことを頭に入れましょう。酢とサラダ油はすぐ分離しますが、卵黄を加えて混ぜ合わせると、とろりとしたマヨネーズになります。卵黄に含まれるリン脂質のレシチンが、「水と油」を溶け合わせたのです。このレシチンの役目をするのが界面活性剤で**「乳化」**と**「汚れ落とし」**に働きます。

無添加、合成を問わずボディソープ、シャンプー、リンス、入浴剤、乳液、クリーム、そして基礎化粧品のほとんどにも、界面活性剤が使われています。

茶碗を洗うとテキメンに手がカサつくのも、入浴剤や保湿クリームで「うるおった」と思ってもまたすぐ肌が乾燥するのも、この界面活性剤が一因です。

最も古くて身近な界面活性剤は石けんです。遊牧民が薪の上で羊の肉を焼いていたとき、アルカリ性の灰の上に羊の油がたれたのが石けんのルーツとも言われます。

しかし石けんはミネラルとの相性が悪く、ヨーロッパの、ミネラル分の多い硬水ではよく泡がたたない。そこで、石油系の合成界面活性剤が使われるようになりました。これは硬水でも泡立ちがよく、汚れもよく落ちる代わり、**肌本来の油分を奪いすぎて、多くの肌トラブルの原因になっています。**

入浴剤やクリーム、リンス類も、じつは本来の肌を荒らします。

肌や髪は水分が逃げて乾燥しないように、表面に油分（皮脂）の膜が張られています。その膜が、界面活性剤によって一部壊されてしまうので肌荒れにつながるのです。

最近は、肌がつかのま「ぷるんとうるおう」「しっとりすべすべになる」保湿剤がたくさん開発されていますが、これは「つけ心地」や「洗いあがり感」を改善しているだけで、肌や髪へのダメージはあまり変わっていません。

カサついたら、オリーブオイル！

では、肌や髪が荒れたらどうしたらいいか。

断薬と同じように、できるだけ「界面活性剤を断つ」ことです。

週末などの休日には石けんや洗剤を使わず、肌や髪にできるだけなにも塗らない。水で顔を洗っても皮脂を奪うので、できる限り洗顔も避けます。茶碗を洗うときも、洗剤不要のクロスを使ったり、ゴム手袋や薄いポリ手袋をして、なるべく水に触れないようにします。

どうしても肌がカサつくときは、その部分だけにごく薄く、オリーブオイル、馬油など100%天然の油分を補給します。2連休、3連休のときはチャンスです。がんばって、界面活性剤を肌に触れさせないようにしてみてください。

洗濯も、ゴム手袋をして、洗剤を使わずぬるま湯で洗うと手が荒れず、汚れが落ちて、衣類に界面活性剤が残りません。3日目ぐらいになると、明らかに肌本来のうるおいが戻ってきているのを感じられると思います。

アトピーのかたも、肌に合う天然オイルを見つけて、試してみてください。

ふだんの生活では、合成洗剤よりは無添加の石けんのほうが肌が荒れず、石けんを使わなければさらに荒れません。メークを落とすときも天然オイルでまずふきとるなど、生活のあらゆるシーンで、「界面活性剤断ち」を心がけてみてください。

第3章

医者の「この言葉」にご用心

心得

18

「早期発見、早期治療！」無料健診は不幸の始まり

その病気、「○○がん」と名づけよう

「市から無料クーポンが届いたから、40歳健診を受けたら肺に影があると言われて、検査、検査。不安で夜も眠れません」

「人間って本当に弱いですね。がんの疑いがあると言われた瞬間から、ずっとパニック状態です。無料に釣られなきゃよかった」

どれだけ多くの患者さんから、そういう嘆きを聞いたでしょう。

タダほど高いものはない、とはこのことだなぁと、ため息が出ます。

健診で血圧や血糖値が**「異常」**と言われて無用のクスリを飲むハメになることも多い。がんと診断されたら、もう大変です。あれよという間に手術日を決められ、術後も**「再発予防」**と称し、抗がん剤治療やホルモン療法を何年もやらされたりします。

それでも、命があるならいい。元気いっぱいだった人が、「抗がん剤で腫瘍を小さくしてから手術を」と言われて、始めたとたん急死することもしょっちゅうです。

しかし、**症状もないのに健診やがん検診で見つかるがんはほとんど、命にかかわらない「がんもどき」なんです。**

ＰＳＡ（血液腫瘍マーカー）検査で見つかる前立腺がん。

マンモグラフィ（乳房のレントゲン検査）だけで見つかる乳がん。

ゼロ期の子宮頸がん。甲状腺がん。早期胃がん。胃・大腸のポリープ。

胸部ＣＴ（コンピュータ断層撮影）で見つかるスリガラス状の肺がん……。

こういうものを「早期発見・早期治療」しても、がん死は減らないことがわかり、欧米では胃、肺がんなどの検診は行われていません。


たとえばシニア男性の半数は、死後解剖すると前立腺にがんが見つかる。でもこれは一生おとなしく無害です。

米国立がん研究所は「検診が精密になるほど、がんと呼ばれる病気の範囲が広がる。特に乳がん、前立腺がん、肺がん、甲状腺がんは、過剰診断されやすい」「死に至らない腫瘍を『がん』と呼ぶのはやめよう。患者をおびえさせるから」と呼びかけていますが、**医療界は「がんと名のつく病気」が減ると収入も減るので、知らんぷりです。**

ちなみに「本物のがん」も、早期発見・早期治療は無意味です。見つかるずっと前に全身に転移がひそんでいて、臓器を切っても抗がん剤をかけても再発するからです。

数年前、中国の「無料検診サギ」がニュースになりました。湖北省の農村女性たち120人が、「政府のお墨付き病院。女性のがん検診無料」というPRに釣られて受診すると「子宮頸部がただれている。がんになる恐れがある」などと言われて、かんたんな手術で法外なお金を取られる人が続出。ほかで確かめると、がんとは無縁で手術も不要のケースばかりでした。サギ病院は「過剰治療」を認め、3か月の営業停止処分になりましたが、同じ手口の無料検診サギがあとを絶たないそうです。

日本では「標準治療」のお墨付きで、PSA検査で見つかった前立腺がん、非浸潤性乳管がん、ゼロ期の子宮頸がんなどが、堂々と手術されています。ひどい話です。

日本で健診・検診の仕事にかかわる人は、医師、看護師からレントゲン技師、栄養士まで含めたら数百万人にのぼるでしょう。診断用の装置からクスリまで、モノの需要も莫大です。「健診もがん検診もやめた」となったら国の医療産業が傾き、失業者があふれる。でも、健診・検診は、無意味で人を苦しめるだけの治療の山を築き、国民の命を縮めています。みんなで根底から意識を変えて、山を動かすしかないと思います。

心得

19

男と女の寿命ギャップ「7歳」の裏に健診あり

なぜ、男は女より早く死ぬのか？

どうして、日本の男たちは女より7歳も短命なのか。これは専門家も首をかしげるミステリーです。**日本人の平均寿命は、女性が87歳。男性が80歳。**

世界の長寿ランキングを見ると、日本の女性は2位のスペインを2歳近くも引き離して、ゆうゆう世界一。男性は8位です（2014年版、世界保健統計）。

世界の長寿国で、こんなに男女の寿命格差が開いている国は珍しい。

世界のデータを見ると、日本男性の飲酒量はひかえめだし、ヘビースモーカーが多いわけでもないし、ビヤ樽のような肥満の人も少ないというのに。

日本の男たちの多くは、健診で命を縮めているのではないか。僕はそう見ています。

今、日本の「正社員」はもれなく、定期健診を受けることになっています。

男性の正社員率は79・7％。女性は45・6％（2011年厚生労働省発表）。

男性の8割は定年まで毎年、健診を受けさせられるから、数値の「異常」も見つかりやすく、クスリを一生飲まされるハメになりやすい。

これは、フィンランドの**「厳しく健康管理をされた人たちの悲劇」**とそっくりです。

「数値が下がる＝長生き」ではない

前著『医者に殺されない47の心得』でも触れたように、フィンランドの15年間にわたる比較試験で、**「健診をまめに受けて、まじめにクスリを飲んだ人は早死にしやすい」**ことが裏付けられています。

フィンランドでは早くから社会保障制度がととのい、１９６０年代には「リタイア後は年金で十分暮らせる」「衰えたら介護してもらえる」社会が実現しました。すると高齢者にアルコール中毒などが増えたので、政府は「このままでは医療費で財政がパンクする。健康管理がいかに大事か、国民にデータで示そう」と、１９７４年から15年がかりで本格的な追跡調査をしました。

まず、40歳から55歳までの健康な男性たちの中から「総コレステロール値２７０以上」「中性脂肪１５０以上」「上の血圧が１６０〜２００、下の血圧が95〜１１５」など検査の数値が高かった約１２００人を選び、２つのグループに分けました。

半数は自由に任せる**「放置群」**。半数は**「介入群」**で、医者が食事や運動などを厳しく指導し、改善しないとクスリが出されました。

そして「介入群」の肥満度、血圧、総コレステロール値、中性脂肪値のすべては、ほぼ正常化。介入は5年間行われ、その後10年は全員が自由に過ごしました。

しかし、15年後にフタをあけたら、あっと驚く結果が出ていました。**クスリを処方された介入群のほうが、放置群より46%も総死亡率が高かったんです。**脳卒中や心筋梗塞などの病死だけでなく、事故死や自殺も介入群のほうが多かった。

別の、成人男性3万人を5年以上追跡した調査でも、**「コレステロール値が低い人はうつ状態になりやすく、自殺が多い」**ことがわかっています。

フィンランドの介入群で自殺した人たちは、厳しい健康指導のストレスや、コレステロール値を下げたことが一因になったと考えられます。

検査数値にオタオタしないこと。ふつうに活動できてごはんもおいしいなら、今の数値で体内のバランスがとれています。

「数値は下がりましたが、早死にしました」とならないように健診でパスできる項目は飛ばし、クスリのすすめは無視しましょう。

心得

20

「新薬で生存期間が延びた！」そのデータ、トリックです

「早期発見」で寿命が延びた本当のワケ

医療界でよく使われる延命トリック「リード・タイム・バイアス」を知っておきましょう。

かんたんに言えば、「**病気が早く見つかると、発見が遅かった人より、診断がついてからの生存期間が延びる**」という、子どもだましのようなトリックです。

しかし、患者さんを治療に追いこむために、このトリックが正々堂々と使われます。ひとつ例をあげておきます。

国立がん研究センター中央病院は、市民講座などでしきりに「抗がん剤の進歩によって、よい新薬が続々と開発され、転移がんの生存期間がこんなに延びた！」とPRに努めています。同病院の消化管内科医長によって行われた一般向けのレクチャーの内容はこんな具合です。

「30年前は、切除不能転移性大腸がんの生存期間は6か月程度でした。当時は大腸がんの抗がん剤は1種類しかありませんでした。でも、15年ほど前からいい抗がん剤がいろいろ出てきたので、生存期間が24か月にまで延びました」

半年しかもたなかった転移がん患者の寿命が本当に2年に延びたのなら、確かに、すばらしい進歩です。でも、**これは単にその頃からCTやエコーなどが普及して、がんを小さいうちに発見できるようになったおかげ。**

転移が早く見つかれば、そこからの生存期間が長くなるのは当たり前です。

大腸がんの寿命はほとんど、肝転移によって決まります。

30年前は手でしこりを確かめる触診がおもだったので、直径8㎝ぐらいになってようやく発見される肝転移がとても多かった。その場合の生存期間中央値（半分の人が亡くなる期間）は6か月でした。

ところが今は、検査技術が進歩したので、1㎝程度の肝転移を発見することができます。1㎝の転移病巣が8㎝に育つまでにかかる期間は平均18か月。

つまり、30年前より今のほうが、18か月も早く肝転移を発見できるのです。

24か月から18か月を引くと、生存期間は6か月で、30年前と同じ。なんのことはない、早く見つけた期間分を除くと、**「抗がん剤の新薬に延命効果はない」**わけです。

「新薬で生存期間が延びた」という話には、ほとんどこのトリックが使われています。

「画期的な進歩」なのに、年々増える大腸がんによる死亡

そういう茶番劇が、「大腸がんの最新抗がん剤治療〜増えた選択肢と治療効果の改善〜」などというタイトルを冠して、患者さんの生存期間が目ざましく延びたように見える治療グラフとともに、大まじめに行われているんです。

しめくくりのトークは「患者さんにとっては、治るかどうかがポイントで、2年延命ではご満足いただけないでしょう。しかし、抗がん剤治療に長く携わってきたわれわれにとっては、これは画期的な進歩なんです。努力を重ねてここまできたことに、ご理解をいただければと思います」。

医療界で**「新薬で生存期間が延びた」「画期的な進歩」**という言葉を聞いたら、警戒しましょう。この30年、大腸がんで亡くなる人は年々増えています。

画期的な抗がん剤が生まれていないのです。

心得

21

「効果が期待されている」クスリは、キケンな人体実験

ようは、「わからない」んです

「このワクチンは、新型インフルエンザにも**効果が期待されています**」

「免疫細胞療法と分子標的薬の同時併用で、**延命効果が期待できる**と言われています」

「**大きな効果が期待される**インターフェロン治療について……」


クスリの広告から厚労省のホームページまで、医療界には**「効果が期待されている」**という、うつろな言葉があふれています。

だれが効果を期待しているのか。

どういう効果なのか。

どのぐらい予防できたり、寿命が延びるのか。

効果がなかったら、だれが責任をとるのか。

すべて不明。どんな結果が出ても、どうにでも言い逃がれできる、便利な言葉です。

効果が期待される、というのは**「効くかどうかわかっていなくて、なにが起きるかわからない」**ということ。つまりまだ、**「人体実験レベル」**だということです。

「効果が期待……」と言われたら、立ち止まって考えて

効果も副作用もはっきりしていない「最先端の治療法」「夢の新薬」を売りつけるときも、「効果が期待されている」というPR文句はオールマイティです。

新しいクスリや治療法が、本当に人間に対して効くのか、どういう副作用や後遺症があるかは、少なくとも数千数万の老若男女に試してみなければわかりません。

試験管の中や動物実験でうまくいっても、限られた人数の治験（開発中のクスリを患者や健康な人に試してもらい、有効性や安全性を見る試験）でよいデータが出ても、大衆が使ったときどうなるかはわからない。人の体質、体力はさまざまで、男女差も大きいし、子どもからお年寄りまで年齢によってもまったく違いますから。

人の病気を治すという目的は崇高ですが、そのためには人を「実験台」にする過程をかならず通らなければならない。

医療にはこの倫理的な板ばさみが、つねにつきまといます。

第二次世界大戦中、ヨーロッパでも日本でも、捕虜たちが無理やり伝染病に感染さ

●本書へのご意見・ご感想をお聞かせください。

ご協力ありがとうございました。

せられたりして医学実験の道具になり、多くの命が奪われました。なんて非人道的な……とだれもがまゆをひそめますが、じつは今も世界中で、一般の人々に対して、大がかりな人体実験が進行中なのです。

「遺伝子治療」「不妊治療」「重粒子線治療」「分子標的薬」「免疫細胞療法」……と先進医療をラインアップすると、人類は「ゆりかごから墓場まで」を、神のようにコントロールできるかのようです。

それぞれのうたい文句も「遺伝子を操作して病気の発症を抑える」「顕微授精で男性不妊の障害もクリア」「がん病巣を放射線でピンポイント照射」「がん細胞に特有の分子を狙い撃ちできる」「自己免疫細胞を体外で培養して体内に戻す」等々、すばらしい。

しかし、「本当に病気が治っているのか」「副作用や後遺症はどうなのか」を調べてみると、すべて「効果が期待されている」段階にすぎません。

高いお金を取って効果はなかったり、副作用や後遺症がひどすぎたり、「治療」とは言えない代物だったり。医療の夢と現実の間には、大きなギャップがあります。

心得

22

「インフルエンザはこわい」は本当か？

こわいのは「インフルエンザ」ではなく、「インフルエンザのクスリ」

「新型インフルエンザ」と聞くとみんなが凍りつくのは、ひとつは「スペイン風邪」のパンデミック（感染爆発）のすさまじさが、今もよく語られているからでしょう。

スペイン風邪は今から約100年前、第一次世界大戦中に世界中に蔓延しました。死者は5000万人という説もあり、アメリカでも多数の死者が出ました。

が、不思議なことに、ふつうの季節性インフルエンザと死亡率が変わらない地域も、同じくたくさんあったのです。

なぜ、同じ国内なのに、死亡率に大きな地域格差が生まれたのか。

さまざまな研究により、その謎が解けました。**真犯人は、「解熱剤」だったのです。**

スペイン風邪の死亡率が目立って高かったのは、兵隊たちです。当時軍隊では、解熱剤として中毒寸前の量の**「アスピリン」**が常用されていました。

そして、若い兵士を中心に「スペイン風邪に感染し、高熱が出て、アスピリンを飲んだあと、脳や肝臓に障害を起こして急死」というケースが続出しました。

アスピリンはのちに、インフルエンザや水疸などの発熱性感染症に使うと、通常量でも「ライ症候群」（ある種の急性ウィルス感染症に続いて起こる、死に至ることの多い急性脳症や肝臓障害）を引き起こすことがわかり、使用を制限されたクスリです。スペイン風邪のときは世界中でアスピリンを大量に投与したため、おびただしい人が重いライ症候群を起こしたのでしょう。

つまりスペイン風邪の大量死は、**「本当にこわいのはインフルエンザではなくクスリ」「パンデミックは薬害」**であることを教えてくれる貴重な史実なのですが、医療産業界の人々は意図的に薬害には触れず**「インフルエンザは怖いぞ。命をとられるぞ」**とはやし立てて、効かないワクチンや治療薬を売りさばいています。

これは、がんを恐ろしい死病に仕立て上げて**「早期発見・早期治療」**のワナに人々をおびき寄せる手口とまったく同じです。がんよりずっと怖い切除手術や抗がん剤を平然とすすめて無数の患者さんを苦しめ、命を縮めたり奪ったりしているのです。

こわいこわい「新型インフルエンザ」のはずが……

人々をだまして間違った方向に導く「ミスリード」は医療産業界のお家芸で、ときどき勃発する**「鳥インフルエンザ」**騒動もそのひとつ。鳥インフルエンザは人から人へはうつらないのに、大げさに騒ぎ立ててインフルエンザ恐怖症をあおっています。

2009年には、メキシコ発の新型インフルエンザが世界に広がり、当初はWHO（世界保健機関）もパニックに陥って（陥ったフリをして?）、警戒水準を最高レベルに引き上げました。日本政府は大あわてで（あわてたフリをして?）世界に出回る新型インフルエンザ・ワクチンの7割をかき集め、心配性の日本人はそれを奪いあいました。

ところが流行が終わってみると、**症状はふつうの季節性インフルエンザと同じか、むしろ軽かった。**そしてウィルスの構造が、スペイン風邪とそっくりだということもわかりました。ここからも、スペイン風邪の大量死が薬害だったことがわかります。

インフルエンザはかつて「流行性感冒」と呼ばれていました。流行性の高い風邪、という意味です。それでは迫力に欠けるから「インフルエンザ」と言い替えて、恐怖をかきたてている。

医療産業界のワナには、くれぐれも気をつけてください。

心得

23

「余命3か月」なんてありえない。余命診断だけで3か月かかる

「余命3か月」と言われたら「ご冗談を」と返しなさい

「ドクハラ」（ドクターハラスメント）という言葉を、よく耳にします。

患者さんの心を傷つける医者の暴言や、威圧的な態度、無視などのいやがらせ。

がん患者さんからしょっちゅう聞くのは「今、治療しないと余命3か月」「すぐ切らないと腸がふさがって死ぬ」「抗がん剤をやらないと再発する」などの脅し文句です。

「治療する気がないなら、墓を建てておいたら」というひどいのもありました。

がんドクハラを支えているのは、医療界が長い時間をかけて広め、世間に浸透させてきた**「がんは放っておくとみるみる大きくなって全身に転移し、患者は痛みにのたうち回って死ぬ。だから、とにかく早く見つけて治療を」**という都市伝説です。

きょうごはんがおいしくて、歩いて病院に行けたのに「余命3か月」と言われたら、その医者はウソつきですから「ご冗談を」と言って、すぐ逃げ帰ったほうがいい。

たとえ進行が早いとされるスキルス胃がんや、すい臓がんであったとしても、初診のときピンピンしていたのに3か月で死ぬことはありえません。死ぬとしたら、レポーターの梨元勝さんのように、抗がん剤などの「がん治療」で殺されるときだけです。

「信用できる余命診断」と「信用できない余命診断」はなにが違う？

がんと診断された患者さんの、「あとどのぐらい生きられるのか知りたい」という切実なお気持ちもよくわかるので、僕の余命診断についてお話しします。

意外にもがんは、それ自体が毒素を出したり、痛んだりすることはありません。

だから重要臓器が近くにない乳がんの場合、アズキ粒のようなしこりが大きくなって皮膚を突き破り、直径20㎝を超えても、患者さん自身は元気に生きていけます。乳がんが命取りになるのは99％以上、肺などへの転移によります。

がんが人の命を奪うのは肺、食道、肝臓、脳などの重要臓器でしこりが増大して、呼吸、食事、解毒などの命にかかわる機能を止めるときです。

ひとつ例をあげると大腸がんの場合、まともな医者が余命を言うのはほとんど、肝転移があるときです。しかし転移の個数や大きさは、患者さんによってマチマチです。また、しこりの増大スピードも人それぞれで、がんはけっこうのんびり屋です。

検診で見つかるがんは直径1㎝前後。体内にがんが1個生まれてから平均10～30年もたち、がん細胞も10億個前後に増えています。10年以上かけて育ってきたがんの増大スピードを調べるには、最低3か月の観察が必要です。

肝転移の場合、命が奪われるのは、肝臓体積の8割程度を転移病巣に占められたとき。そこで数か月おいてCT検査などをして、病巣の大きさの変化を見ると、**「肝臓体積の8割をがんが占めるのはいつごろか」**が推測できます。

この作業を経ないで下された余命判断はデタラメです。

僕は患者さんに「再発ですが、お元気そうなので、3か月で亡くなることはありません」「1年ぐらいたつと亡くなる方が出始め、少しずつ増えていきますが、ある日突然、全員が亡くなるわけではありません」「5年、10年と生存する人も少なくないので、そちらになるよう努めましょう」「がんを治療しない僕の患者さんたちは、悪名高いスキルス胃がんでも、数年から10年近く生きています」などと伝えます。

余命の幅はこんなに広い。

転移が見つかったら**「これからはやりたいことを全部やって最高の人生にするぞ」**と気持ちを切り替えて、楽しい毎日を過ごしてください。

心得

24

「免疫力アップでがん予防」は大ウソ！「細胞力」をきたえなさい

牛乳、卵で「細胞力」をきたえよう!

患者さんから「がんが大きくなるのを防ぐ方法はありませんか?」と聞かれると、僕はいつも**「動物性のタンパク質と脂肪をしっかり摂って、細胞膜を強くしてください。がんは正常細胞を押し分けてひろがっていくから。脂ののったロースやトロやウナギは特におすすめです」**と答えます。

するとたいていビックリされます。「ええっ、肉はがんのエサになるからよくないと聞きました」「がんになってから脂肪は摂らないようにしているんですが」……。

でもこれは、医学的な裏打ちのある本当の話です。

肉の脂を毒のように恐れ、遠ざける人がたくさんいますが、人間の体は水分を除くと、ほぼタンパク質と脂質でできています。また、命を支える脳の6割は脂質です。脂質の中のコレステロールは全身の細胞膜やホルモンを作り、記憶などの脳の活動にも欠かせません。

細胞膜が強ければがんだけでなく細菌やウィルスもはね返せるし、炎症にもかかりにくくなるので体は丈夫で長もちになり、元気に長生きできます。

「がんを防ぐには免疫力アップ」という言葉には、カン違いがあります。

ウィルスや細菌など、外から入ってきた異物は確かに免疫細胞が排除してくれますが、がん細胞は「体内の正常細胞がちょっと変化して育ってきたもの」ですから免疫細胞の手には負えません。あとから免疫細胞療法などをやるのも、無意味です。

がんに対抗するには、「細胞力」「抵抗力」です。細胞膜が弱いと、細胞と細胞の間にがんが入りこんで、どんどん広がっていきます。

だからタンパク質と脂質をしっかり摂り、細胞自体を丈夫にすること。肉には良質なタンパク質が豊富に含まれます。

良質とは、私たちが体で作ることができない必須アミノ酸を、バランスよく含んでいるということです。

タンパク質は、人間の体に最も大切な栄養素で、20種類のアミノ酸からできています。そのうち体内で作ることができない9種類が「必須アミノ酸」。

それをパーフェクトに摂れるのが肉、牛乳、卵、魚などの動物性食品なんです。貧血や骨粗しょう症、動脈硬化、心臓病、脳卒中、糖尿病、高血圧症などの予防にも効果があります。

コレステロールはがん、心臓病、感染症を遠ざける

また、がんやウィルスをはね返す強い細胞膜の材料になるのがコレステロール。
つまり、**コレステロールこそ「長寿薬」なのです。**

実際、日本の男性はコレステロール値が高いほど長生きだし、女性にコレステロール値が高いからとクスリを飲ませているのは日本だけです。

よく「高コレステロールが動脈硬化を引き起こす」とか「心臓病の原因になる」と言われているのは、100年来のデタラメです。

最初にコレステロールを悪者にしたのは、1914年、ロシアの研究者でした。
コレステロールの人体への影響を調べるため、草食動物のウサギに卵を食べさせる

と、動脈硬化の人のように、動脈にコレステロールがたまってしまった。

この結論は瞬く間に世界中に伝わり、誤解が広がり続けました。ウサギは草食動物だから、動物性脂肪をもてあまし、血管にたまるのは当たり前なのに。

さらに1950年代、アメリカ・ミネソタ大学の生物学者アンセル・キースが精神病院で給食実験を行って「食事中の脂肪が多すぎると心臓病の原因になる」と唱え、22か国の食生活と病気についてのデータを調べました。

すべてを解析したら、食物中の脂肪、コレステロールの量と心臓病にはなんの関係もないことが明らかだったのに、キース博士は6か国のデータだけを取り出して自説を裏打ちしたのです。

これを真に受けて、アメリカでは1960年代に**「コレステロール仮説」**がブームになりました。「動物性脂肪の多い肉類や、コレステロールの多い卵などをひかえ、リノール酸の多い植物油を増やせば、コレステロール値が下がって動脈硬化や心臓病を予防できる」と。

ところが、**この仮説に基づいた栄養指導で大規模な臨床試験をしたら、全体として**

心臓病死亡率も総死亡率にも違いが認められませんでした。

アメリカ政府が莫大な研究費をつぎこんだ研究は、大失敗に終わったのです。

栄養指導を受けると死亡率が上がる!?

フィンランドで行われた、最長18年に及ぶ実験でも「栄養指導を受けたほうが心臓病死亡率は2倍以上高く、総死亡率も1・4倍高い」という結果に終わりました。

キース博士は1970年代に「食品中のコレステロールと血液中のコレステロールにはなんの関連性もない」と発表しています。

ちなみに1975年に国立栄養研究所が行った、50歳までの成人に卵を1日10個、10日間食べさせた実験で、血中コレステロール値は通常のままでした。別の、70歳以上の高齢者に30日間、卵を毎日1～2個ずつ食べさせた実験でも、血中コレステロール値に変化はありませんでした。

心得

25

「治療前・治療後」の写真を並べて「がんが消滅しました」にご用心

医師免許取ったら一生安泰で、規制はゆるゆるのニッポン医療界

日本の医療ワールドは、世界に類がないほどルールの甘い、**「医者天国」**です。

たとえばアメリカで医師免許を取るには、臨床も含む3ステップの国家試験に加え、州ごとの審査にも合格する必要があります。その後も、規定の講義を受けて1〜2年ごとに免許更新しないと資格返上。また各診療科ごとに、専門医資格もいります。

効果が証明されていない再生医療、幹細胞療法、免疫細胞療法などを、研究としてでなく、お金を取ってクリニックなどで行うと、医師免許が取り上げられます。

一方日本では、**ペーパーテストの医師国家試験に受かれば一発で医師免許が手に入り、研修医を2年間やったら日本中どこでも、どの科の治療も自由にできます。**

日本の医師免許は更新いらずの一生モノで、効果が実証されていない治療行為を取りしまる法律も、ほとんどありません。

また患者さんの不安をなだめるプラセボ（偽薬）を出したいときや、治療方法が決まっていないときなどは、医者自身の処方せんで自らクスリの調合もできる。自分の病院でオリジナルのサプリやクリームなどを売るのもＯＫです。

前に書いた、中国の塗り薬を「ステロイドを含まない漢方クリーム」として数千人に売ったあげく、強いステロイド入りとわかった事件も、個人病院で起きました。

幹細胞療法、免疫細胞療法の甘いワナ

お隣りの韓国や中国と比べても、日本の医療規制はとてもゆるく、ほかの国では許されない「治療」が、自由診療でおおっぴらに行われています。

たとえば**「幹細胞療法」**。これはｉＰＳ細胞で有名になった幹細胞（新たな細胞をどんどん生み出し、さまざまな器官や臓器などに分化する親玉細胞）を体外で培養して数を増やし、静脈内に戻して、傷ついた臓器などを修復するという触れこみです。

しかし、免疫細胞療法と同じく、この療法の効果は証明されていません。現実には幹細胞をどれだけ注射しても血管内をグルグルめぐるだけで組織には定着しないし、むしろ幹細胞が肺の血管に詰まって、呼吸不全で死ぬリスクがあります。

だから、韓国では幹細胞の採取、増殖は認められていますが、増殖した幹細胞を治

療に用いることは禁じられています。しかし日本は規制なし。

それで、韓国の人が韓国内で幹細胞の増殖までを行い、来日してそれを注射するところだけ日本のクリニックで行う、という医療ビジネスが行われています。**「糖尿病やリウマチなどを改善する」とうたったりしていますが、ありえません。**

自由診療の**「がん治療」**クリニックのホームページにもだまされないように。よくあるのは、**異なる部位の「治療前・治療後」の写真を並べて「がんが消滅」と称しているもの。**

また**「免疫細胞療法」**は、欧米の研究施設ではどこも、がん縮小の「奏効率」がほぼゼロなのに、日本の有名クリニックはよく「有効率25％」などと吹聴しています。

そして但し書きで「症例は同一の病状ではなく、治療も同一の内容を一律に行ったものではない」「化学療法などと併用の場合もあり、一概に免疫細胞治療効果とは判断できない……」。つまり、**確かな治療実績はないのに有効率を掲げているのです。**

「治療実績」や「がんが治った体験談」も、がんという診断からして怪しい。

数百万円から数千万円も支払ったあげく、後悔しないように気をつけてください。

心得

26

「効きますよ」に飛びつくな。クスリを飲むより体を信じろ

サメ軟骨でがんが治った!?　ニセ薬でも3割効く

「イワシの頭も信心から」という言葉があります。江戸時代の人々は、イワシの頭で邪鬼を祓《はら》えると信じて玄関に飾りました。

中世ヨーロッパの人々はタマネギでペストを防げると信じ、秦の始皇帝は水銀で寿命が延びると信じて愛飲し、早死にしました。

しかし現代人も、サメ軟骨でがんが治ると信じたり、水銀入りのワクチンを打ったり。古今東西を問わず、人間の信心は悲喜劇と奇跡を生んできました。

たとえば、**信頼する医者から「このクスリはよく効きますよ」とすすめられると、たとえ小麦粉でも、3割以上もの患者さんの痛みや不眠がやわらぐことがあります。**

これを**「プラセボ（ニセ薬）効果」**と言い、1955年にハーバード大学教授が発表して以来、世界中で次のような実験結果が出ています。

「効く」と思いこむと痛み止めに働く脳内物質、ドーパミンやエンドルフィンの分泌が増える。ミシガン大学の研究者たちが、20代の被験者14人のアゴを痛くする注射をしたあと食塩水を与えて「このクスリは痛みを抑える場合と、抑えない場合がある」と告げると、全員の痛みが軽減。PET（ポジトロン断層撮影）で脳を調べたら、エンドルフィンが通常より多く分泌されていました。

ほかにも、ぜんそく患者にニセ薬を吸入させたら呼吸がラクになったり、過敏性腸症候群の患者に治療薬かどうかわからないようにしてニセ薬を渡すと、**4割の患者で症状が改善しています。**

前立腺肥大症2万人以上の研究では、ニセ薬を飲んだ患者も、処方薬を飲んだ患者のおよそ半数の排尿困難が改善しています。

また、高血圧患者を6種類の治療薬とプラセボに振り分けた実験では、被験者に「プラセボに当たった場合には、活性成分が含まれない。作用は不明。しかし体の自然治癒力を働かせる可能性がある」。この条件を伝えて試したら、血圧が正常値に戻った割合は、治療薬では患者の半数前後、プラセボでは30％を示しました。

「期待する」から治るんです

心の病気にも、プラセボが効きます。アメリカの研究者たちは、抗うつ剤の臨床研究45件を分析して**「治療効果の75％は、症状改善への期待によるもの」**と報告。「治療でよくなる」と思うだけで、心身の状態がかなり改善するんですね。

別の、抗うつ剤とプラセボを比べた研究では、プラセボに反応した患者の8割が、長期にわたって効果が持続しました。

一方、ノセボ現象と言われる「副作用」もあり、患者が降圧剤とそのニセ薬を飲むと、頭痛、関節痛などの副作用が、ニセ薬組の13％に起きています。

クスリだけでなく、手術でも同じことが起きます。

圧迫骨折でつぶれた椎骨をセメントで修復する「椎骨形成術」は、痛みを取る効果が高いとされる手術です。

ところが、オーストラリアでニセ手術と比べる試験をしたら、痛みの取れ方は、椎骨形成術もニセ手術も変わらなかったと報告されています。

クスリを飲む前に、手術をする前に、**「自分で治せる」**と思いこんでみてください。

心得

27

なぜ、医者はみんな「同じこと」を言うのか

日本は右へならえの「金太郎あめオピニオン」

「いや、驚きました。大病院を3つ回ってセカンドオピニオンを聞いたら、まさに金太郎あめオピニオン。病院が違っても、医者の意見はみんな一字一句同じかと思うほどソックリで、時間とお金のムダでしたよ」と患者さん。

セカンドオピニオンは、患者さんが主治医と違う医者の**「第2の意見」**も聞いて最良の治療を選ぶためのもの。しかし、日本はどの医者に聞いても変わりばえしません。

そして患者さんは、首をひねりながら治療のレールに乗せられ、あとで「こんなはずでは」……。今まで何百万回も繰り返されてきた光景です。

なぜそうなるのか。食道がんなら「日本食道学会」、子宮がんなら「日本婦人科腫瘍学会」などの専門学会が決めた、**「ガイドライン」**（治療指針）があるからです。これは医療現場では法律と同じ、絶対的なモノサシです。ガイドラインには、進行度（＝病期）ごとに推奨される治療法が「ステージ2でリンパ節転移がなければ、手術と抗がん剤治療。クスリは○○……」と詳しく載っています。患者さんのがんの病状と照らし合わせると、自動的に治療法が決まるから、意見がみんな同じになる。

ガイドラインからはずれた治療は健康保険がきかなかったり、なにか問題が起きたとき医者個人の責任が問われかねません。だからみんなガイドライン厳守。

また、自分の患者がほかの医者にセカンドオピニオンを求めても結論は同じで、かならず戻ってくるとわかっているから、こころよく紹介状を書き、診療データを渡します。

3500件のうち、たった5%

しかし、患者さんに逃げられるリスクがあると話は別です。「近藤誠セカンドオピニオン外来に行きたい」と言ったら主治医がカンカンに怒って席を立った。診療データを出してもらえなかった。さんざんイヤミを言われた……と、よく聞かされます。

確かに、この1年半に僕が受けた3500件以上の相談のうち、主治医の意見にうなずけたのは5%未満。95%以上は、患者さんが主治医にすすめられている治療は**「受けないほうがいい」「別の治療にしたほうがいい」**と伝えてきました。ガイドラインは医者の利益のため、つまり治療行為がなるべく増えるように作られていますから、患者さんは必要のない検査や治療をやられたり、すすめられたりすることになりがちです。

意見は言いますが、もちろん、選択は患者さんにあずけます。**セカンドオピニオンの意義は、治療の選択肢を増やす手助けをすることだと思っています。**

意義あるセカンドオピニオンを受けるアドバイスとしては、大前提として医者や検査に近づかないこと。苦痛もないのに治療を始めても、命を縮めるだけです。体調がとても悪く、痛みやつらさが日に日に一本調子で増すようなら、近所の開業医や診療所を訪ねてください。そこでがんと告げられ、手術や抗がん剤などの治療法を示されたら、大病院でセカンドオピニオンをとります。さらに「違う病院の別の診療科」「大学などの系列の違う別の病院」でも意見を聞いてください。

ご自身で調べるときは**「胃がん　デメリット」**などと、調べたいがんの名前と「デメリット」を並べてネット検索すると、医者が積極的に教えてくれない、検査や治療のマイナス面が、ある程度わかります。手術や抗がん剤治療のマイナス面も、**「胃がん　手術　後遺症」「胃がん　抗がん剤　副作用」**等の検索で、しっかり調べてください。

第4章

予防接種なんていらない

心得

28

「インフルエンザ・ワクチン」は医者へのお歳暮

「ワクチンで感染は防げません」

「インフルエンザは、ただの風邪ではありません」

冬になると、よく見聞きする言葉です。ドキッとして「そうか、インフルエンザはただものではない恐ろしい病気なんだ」と思いこまされてしまいますね。

だまされて、ワクチンを打ちに行かないでください。厚生労働省のホームページにしっかり**「インフルエンザ・ワクチンで感染は防げない」**と書いてあります。

インフルエンザ・ワクチンは、抗体（ウィルスを無毒化するタンパク質）を血液中にしか作れません。ところがウィルスはのどや鼻から侵入するからお手上げです。それに、ワクチンは次に流行する型を予想して作られますが、インフルエンザウィルスの種類は大変多く、日々クルクル形を変えるので的中は不可能。「当たらずとも遠からず」「焼け石に水」レベルの、ワクチンとは呼べないような代物しか作れません。

高齢者や体力の弱っている人も、ワクチンは決して打たないほうがいい。**オランダの「ワクチンを打った人、打たなかった人」の比較試験では、打っても予防効果は変**

わらない上に、60歳を超えるとワクチン群の急死が増えていました。

また、子どもはインフルエンザで熱性けいれんや脳症を起こすと言われますが、熱性けいれんで命を落とすことはなく、脳症はインフルエンザと無関係。欧米の子どもたちの脳症事件を見ると、解熱剤などクスリの副作用と考えられます。

マスク、手洗い、うがいは効果あるの?

日本にしかない**「インフルエンザ脳症」**という言葉も問題です。

1992年に「インフルエンザ・ワクチンは副作用の害が大きい」という判決が出て子どもの集団接種もなくなり、製造量はそれまでの10分の1以下に激減しました。が、ある学者の「インフルエンザ脳症」という言葉をマスコミがとりあげると、インフルエンザで恐ろしい脳症が起きるというデマが広がって風向きが一変。ワクチン製造量はまたぐんぐん伸びはじめ、2000年には以前よりはるかに多い750万回分に復活し、その後も右肩上がりです。

今、世界のワクチン市場は2兆円規模。中でもインフルエンザ・ワクチンは世界一売れています。国内でも毎年2000万本以上製造され、新型インフルエンザ騒動のときは、輸入ワクチンに国家予算、つまり税金がポンと1400億円も投入されました。毎冬、インフルエンザの予防接種がもたらす利益は、個人病院でも数百万円にのぼることが珍しくなく、大きなお歳暮です。

だから医療界は一致団結して、**「インフルエンザは恐ろしい」**というイメージを広め続けているのです。

インフルエンザは、ただの風邪です。症状は関節の痛みや高熱などハードですが、1～2日寝ていれば快方に向かい、数日で治ります。体がウィルスと闘っている間は、無理に食べる必要はありません。水分と、発汗で失われる電解質(ナトリウム、カリウム)だけは十分に摂りましょう。

風邪にもインフルエンザにもどんどん感染して、自然に治したほうが、ワクチンよりはるかに強い抗体ができて体が丈夫になります。僕は、患者さんにいつも「マスクは遠慮なく取ってください。ウィルスをもらうのが楽しみなんです」と言います。

そうそう、**マスク・手洗い・うがいは風邪にもインフルエンザにも無力です。**ウィルスはマスクをラクにすり抜け、鼻やのどの粘膜についたとたん感染するからです。

心得

29

はしか、風疹、乳幼児ワクチン。すべての予防接種はいらない

はしか、風疹のワクチンは副作用が大きい

ところで「ワクチン」ってなに？　原料は？　どうやって作るの？

改まって聞かれると、「えーっと」で止まってしまうことは、世の中に多いですね。

ワクチンは、感染症を引き起こす細菌やウィルスを弱らせたり、無毒化したもの。はしかワクチンの予防接種をした子どもはごく軽いはしかにかかり、抗体ができて免疫がつきます。するとホンモノのはしかに感染しにくくなり、かかっても軽くてすむ、とされています。

しかし僕は**「どんな予防接種もしないほうがいい」**と考えています。

ワクチンでできる免疫は自然免疫とはまったく違うし、体によくないからです。

はしかに自然にかかって治ると、それからは一生かかりにくくなります。

ところが、はしかワクチンの免疫は頼りない。静岡・沼津市の学童検診では、みんな幼いときにワクチンを打っているのに、はしかの免疫が切れている子が4割もいました。

最近、風疹が流行していますが同じく、昔ワクチンを打った人もかかっています。それで**「はしか・風疹混合ワクチン」**を、1歳と小学校入学前の2回打つことがすすめられて、製薬会社は喜ぶと思いますが、体にはよくありません。

この混合ワクチンを受けると**「接種直後から数日中に発疹、じんましんなど。5～14日後に1～3日間のだるさ、不機嫌、発疹など。20％程度に37・5℃以上、10％以下に38・5℃以上の発熱。非常にまれにショック症状、脳炎、発熱を伴うけいれん」**と、高熱が出る子どもだけでも、何割もいます。

風疹がこわいのは「妊婦が妊娠20週までの初期に感染すると、生まれた赤ちゃんが、難聴や先天性心疾患などの障害が出るＣＲＳ（先天性風疹症候群）を発症する恐れがある」こと。でも、国内でＣＲＳを発症する赤ちゃんは、年間平均数人です。

はしかも風疹も、それ自体は命にかかわりません。**子ども時代に、副作用のリスクが高いワクチンを2回も打つ必要があるとは、とても思えません。**

インフルエンザ・ワクチンのぞっとする添加物

インフルエンザ・ワクチンが、ヒヨコになる直前の有精卵の中で作られることも、あまり知られていません。ウィルスは生きた細胞の中でしか増殖しないので、卵の殻に穴をあけてウィルスを注射し、穴を閉じて温めて培養すると、卵1〜2個から大人1人分のワクチンができます。

インフルエンザ・ワクチンの注意書きには「製造に鶏卵が使われ、卵の成分が間違いなく残存します。そのため、卵アレルギーの人が接種すると全身ショック症状などが起きることがあるので、医師に相談を」と記されています。

ほかに、ぞっとするような添加物も使われています。

ワクチンには3種類あります。

細菌やウィルスを、**①生きたまま弱らせたもの（生ワクチン）、②死骸（不活化ワクチン）、③無毒化したもの（トキソイド）**。

インフルエンザ・ワクチンは「不活化ワクチン」で、ウィルスをホルムアルデヒド（ホルマリン）で殺したものを打ちます。ホルマリンは塗装剤などにも使われ、特に子どもにアレルギー症状が出やすい化合物です。

インフルエンザ・ウィルスは「とげ」の形によって「H1N1型」などと分類され

ますが、国産ワクチンの場合は、この「とげ」を打ちます。輸入ワクチンは、ウィルスの死骸をまるごと使っています。

高齢者と赤ちゃんは薬害を受けやすい

さらに、ほかのワクチンも含めて、ウィルスの腐敗を防ぐための水銀、ワクチンの効力を保たせるアジュバント（免疫増強剤）として、各種アルミニウムなどもいろいろ加えられます。

子宮頸がんワクチン「サーバリックス」には、水酸化アルミニウムが添加され、細胞や神経に対する毒性、脳へのダメージの恐れが疑われています。

実際、「全国子宮頸がんワクチン被害者連絡会」には「アイスピックでかき回されるような頭痛」「体中の関節が腫れて痛み、手足を動かすのもつらい」「筋力が弱まってペットボトルのフタもあけられない」「立てない、歩けない」「生理が止まった」といった悲鳴が、数百件寄せられています。被害者の多くは女子中学生、女子高生です。「子宮頸がんワクチン」の実体は、命にかかわらない感染症ヒトパピローマウィルスのワクチンです（詳しくは次項参照）。あたかも、がんを防げるようなネーミングが、国内限定でまかり通っています。

自然な状態では決して血液の中に入ってこない、ウィルスの死骸、ホルマリン、水銀、アルミニウムなどを無理やり注入するのですから、ワクチンは相当に危険です。すべての予防ワクチンに、脳症や急死を含む、重い副作用のリスクが伴います。**今、アレルギーが激増している原因も、ひとつは環境が清潔になりすぎた上、ワクチンを生後すぐから、あれこれ打つせいでしょう。**

とりわけ幼児は免疫系がしっかりできていないし、高齢者は免疫が弱っているので、ワクチンの薬害を受けやすい。

赤ちゃんには、中枢神経を侵しやすい水銀の影響も大変心配です。しかし、ちまたでは「生後6か月までに受けたいワクチン」が6〜7種類（接種回数は15回以上）も推奨され、1日で複数打つことも、当たり前になっています。

かつて豚インフルエンザが流行したとき、イギリスの世論調査では、同国の看護師の3割、開業医の半数が**「安全の問題からワクチンを拒否する」**と回答しています。

心得

30

子宮頸がんワクチンは、メリットゼロで、副作用はすさまじい

「おできだと思いなさい」

日本だけで「子宮頸がんワクチン」と呼ばれている予防接種の副作用は、失神や感覚まひから、全身の筋力が弱まる難病「筋無力症」まで目を覆いたくなるひどさです。

まず、この呼び名に大きなウソがあって、欧米で使われている正しい呼称は**「ヒトパピローマウィルス・ワクチン」**。

実体は、感染症の予防ワクチンにすぎず、本物の子宮頸がんの予防に役立ったというデータはひとつもありません。

子宮頸部のヒトパピローマウィルス感染はセックスによって起き、99%以上の人は知らないうちにかかって、知らないうちにウィルスが消えていきます。これが子宮頸部の粘膜を増殖させてイボを作るので、見かけが、がんとまぎらわしいんです。

検診でこのイボが見つかると「上皮内がん」「子宮頸がんゼロ期」と診断され、運が悪いと子宮を全摘されてしまいます。

慶應病院で、僕は子宮がんを放置した患者さんの経過を10数人、最長では20年以上

診ました。上皮内がん（ゼロ期）と診断された数人の病変はやがて消えました。

スウェーデンの研究でも、子宮頸部の上皮内がんの99%は消えてしまうと推定されています。

別の角度から見ると、ゼロ期のがんにはほぼ100%、セックスが原因のヒトパピローマウィルス感染があります。つまり、慢性感染症ということですね。今は、子宮頸がんゼロ期と診断された患者さんには**「おできだと思いなさい」**と伝えています。

それでも、わが子に注射を打ちますか？

ところが日本では、このヒトパピローマウィルスの予防ワクチンを「がんワクチン」として、中学生の女子などに対して予防接種が始められました。

その結果、ひどい副作用が続出。疼痛（痛み）、失神、じんましん、発熱、おう吐、頭痛、めまい、倦怠感、感覚まひ、血圧低下、全身ショック症状アナフィラキシーによる呼吸困難、チアノーゼ（血液中の酸素濃度が下がり、爪やくちびるが紫色に見える）、脳波異常……。難病の筋無力症、ギランバレー症候群（運動神経の障害で手足が動かなくなる）などに見舞われ、苦しみ続けている子どももいます。

２００９年からの３年間に、全国でのべ８２９万回、ヒトパピローマウィルス・ワクチンの接種が行われ、**厚労省が把握しているだけで、１９２６例の副作用が出ています。症状が重いのは８６１例。**

ワクチンを打ったあと数週間してから具合が悪くなっているケースも多く、本人も副作用だと気づかない場合もあります。

また、当初は医療機関から厚労省への副作用の報告はしなくてもよく、２０１３年４月の予防接種法改正で、ようやく報告が義務づけられました。したがって、実際の被害者は、表に出ている何倍も多いでしょう。

厚生労働委員会の質疑では、議員から「ヒトパピローマウィルス・ワクチンで、**10万人あたり31・２人の重篤な副作用被害者が出ている。メリットは10万人中の期待値でわずか３人程度。**もし前がん病変に移行していても、適切な治療でほぼ１００％治癒する。ただちにワクチン接種中止を」という追及もありましたが、厚労省は２０１３年６月に「国民に適切な情報提供ができるまでの間、定期接種を積極的に勧奨すべきではない」と発表しただけ。あきれます。

心得

31

ピロリ除菌で防げるのは「胃がんもどき」

「予防効果は未知数」……

胃がんは日本人が最も多くかかるがんで、死亡者数も年間約5万人と、肺がんに次いで2位。世界でも毎年およそ100万人が胃がんで死んでいます。

胃がんの予防、治療といえば**「ピロリ菌の除菌」**がつきものですね。

WHOの「国際がん研究機関」は2014年、「全世界の胃がんの約8割はピロリ菌の慢性的な感染が原因。ピロリ菌を除菌することで、胃がんの発症を3〜4割減らせる可能性がある。ただし抗生物質の耐性菌が増える恐れがある」と報告しました。

日本では2013年から、内視鏡で慢性胃炎が見つかった人は（胃がん発症のリスクが高まるため）、ピロリ菌の除菌に健康保険が適用されました。

一方で厚労省は「胃がんは喫煙や食生活の影響も非常に大きい。ピロリ菌をクスリで除菌する治療は、副作用や胃がん予防効果が未知数なので、慎重に行うべきだ」と発表しています。

WHOも厚労省も「発症を減らせる可能性がある」「予防効果は未知数」と歯切れ

が悪いのは、ピロリ菌を除菌して防げるのは粘膜内がん（僕に言わせれば「がんもどき」）だけで、死に至る本物の胃がんの発症は防げないから。

ピロリ菌は胃粘膜に生息する長さ4ミクロンの細菌で、正式名は「ヘリコバクター・ピロリ」。上下水道が普及していない地域での感染率が高く、日本では40歳以上に感染者が多く見られます。口から人体に侵入するのでしょうが、感染機会ははっきりしていません。

ピロリ菌に感染すると胃粘膜に炎症が起きやすく、慢性胃炎から萎縮性胃炎へと移行することがあります。さらに腸上皮化生（胃の粘膜が、腸の細胞に似た細胞に置き換えられる）という変化が起きると、胃がんのリスクが高まると言われています。

ある種の胃の悪性リンパ腫（血液がん。リンパ球が無限に増殖する悪性腫瘍）は、ピロリ菌を除くと腫瘍が消失します。そこから言えることは、**除菌で予防したり、治したりできる「がん」は単なる「慢性炎症」だということです。**

「検診は有効」と言うのは日本だけ

実際、日本では20年以上、ピロリ菌の除菌が広く行われていますが、胃がん死はずっと、およそ5万人で推移しています。

胃がんにかかる人はここ30年、男性は人口10万人に対して約100人（1000人にひとり）、女性は約50人（つまり2000人にひとり）。死亡数はほぼその半分です。**1000から2000人にひとりの「胃がん患者」の中の「がんもどき患者」を減らすために、ピロリ菌退治の抗生物質が大量に使われ、新たな耐性菌を生んでいます。**

2013年、8年ぶりに改訂された「胃がん検診ガイドライン」の結論は、「公費で推奨できるのは胃のX線検査（バリウム検査）のみ。その他の胃内視鏡（胃カメラ）検診、ピロリ菌検査などは、胃がん検診として推奨しない」というものでした。

厚労省の説明は「内視鏡検査やピロリ菌検査で胃がん死が減る、という科学的根拠が不十分」「治療の必要がない早期のがんも発見する恐れがある」。

胃がん検診を詳しくやっても「がんもどき」を見つけるだけだと認めているのです。

ちなみに、**胃がんも肺がんも「X線検診による死亡率減少」を示す国際的なデータは皆無。**検診が有効だというデータは日本発のものしかなく、検診を実施している国も、世界中でほとんど日本だけです。鎖国でもしているようですね。

心得

32

抗生物質に頼るな。
クスリの効かない感染症が人類を滅ぼす

なぜ、感染症が復活しているのか

クスリを生んだ人類は、クスリによって滅びるのかもしれません。

人類誕生のときから、人間はずっと感染症の危機にさらされてきました。

そして改めて「21世紀は感染症の時代」と言われています。

今、世界のあちこちで**「クスリの効かない耐性菌」**が生まれ、また新型の凶暴な感染症が次々に起こって、瞬く間に国境を越えて広がっています。

西アフリカではエボラ出血熱。中東ではMERS(中東呼吸器症候群)。中国では新型肺炎SARS。日本では76年ぶりのデング熱。

非常に治りにくく死に至りやすい結核やマラリアも、世界に蔓延しています。

その一因に、クスリの使いすぎがあります。

耐性菌は、細菌をたたく抗生物質からだけでなく、寄生虫(マラリアなど)、ウィルス(インフルエンザウィルス、エイズの原因HIVなど)、真菌(カンジダなど)のような、細菌以外の微生物による感染症の治療薬からも、続々と生まれています。

２０１４年、ＷＨＯ（世界保健機関）は「85年間の乱用により、ついに抗生物質の効かない時代がやってきた。年齢や国を問わず、最も強力な抗生物質さえ効かない耐性菌が、世界で拡大している」と、危機を宣言しました。

ペニシリンに代表される抗生物質の別名は「魔法の弾丸」。その殺菌力は体内の細菌をみな殺しにするほど強力で、世界中でコレラ、赤痢、肺炎、結核、食中毒、化膿などの治療や感染症の予防に、幅広く使われてきました。

しかし「このまま抗生物質をジャブジャブ使い続けると、人類は滅亡する」という危機感が、世界中で高まっています。

抗生物質の問題はまず、見さかいがないこと。

体内に侵入した有害細菌だけでなく、体を守るビフィズス菌などの善玉菌まで殺すので、腸内細菌のバランスが乱れてよく下痢や腸炎を引き起こし、体の抵抗力も落ちます。

さらに「耐性菌」がどんどん生まれます。

抗生物質は「決められた時間に定量を飲んだり注射することで血中濃度を一定に保って、細菌を殺す」クスリですが、症状が治まると飲まなくなる人が大勢います。

すると本人が治ったつもりでも、体内には細菌の残党がウヨウヨいて、抗生物質にやられない抵抗力を備えた「耐性菌」に進化します。それを殺すために強力な抗生物質を使うと、さらにしぶとい耐性菌が生まれるわけです。

壮絶ないたちごっこの末に生まれた有名な耐性菌が、ＭＲＳＡ（メチシリン耐性黄色ブドウ球菌）。最強の抗生物質メチシリンにもビクともせず、院内感染で多くの入院患者の命が奪われています。

「足る」を知りなさい

ＷＨＯによれば、黄色ブドウ球菌など7つの細菌について114の加盟国のデータを調べたら、以前は効き、今は効かない抗生物質がいくつも見つかりました。

たとえば日本、オーストラリア、イギリス、カナダ、フランスなど少なくとも9か国で、淋病（淋菌の感染で起こる性病）を封じてきた「第3世代セフェム系抗生物質」が効かなくなって、今、全世界で毎年100万人が淋病に感染しています。

アメリカでは、年間少なくとも200万人が抗生物質の耐性菌に感染し、少なくとも2万3000人が死亡している、というデータもあります。

WHOは、**「緊急に協調して行動しなければ、われわれはこれまで何十年も治療が可能であった、ありふれた感染症や軽い傷で命を落としかねない」**と警告していますが、権威ある医学誌『ニューイングランド・ジャーナル・オブ・メディスン』には「アメリカだけで、毎日計51トンの抗生物質が消費され、その約80％は家畜や魚に使用されている。抗生物質を禁じるのは難しいだろう。抗生物質を使えないと成長が遅れたり、病死が増えたりして、肉や魚の価格が上がるから」という記事が載りました。

腹八分目を超えてたらふく食べたいという、仏教で言う「むさぼりの心」も、抗生物質乱用の原因になっている。もう戦争などしている場合ではなく、人類は一致団結して**「少欲知足（あれもこれもと欲ばらず、足るを知る）」**に目覚める必要がありそうです。

そういえば、アフリカや東南アジアで森林開発が進み、ウィルスの宿り主である野生動物と人間の接触が増えていることも、新しいウィルスが出現するリスクを高めています。そして交通網がととのったために、世界の奥地の感染症もすぐ世界中に広がる。人間は、自分たちが築いた「豊かさ」にしっぺ返しをされています。

世界の抗生物質の「7割」をむさぼっていたニッポン

地球温暖化の問題もあります。熱帯地域を発生源とする感染症は大変多いのですが、地球温暖化によって温帯にまで感染地域が拡大しています。気温や湿度が上がると、蚊などの生息範囲が広がるから。デング熱も熱帯ウィルスによる感染症ですね。

殺菌好きの日本人はかつて、世界に出回る抗生物質の7割を一国で使っていました。今も、軽い風邪でも抗生物質をほしがり、「ウィルス感染ですから抗生物質は効きませんよ」と医者に言われると、怒る人がいるようです。

これ以上、耐性菌を増やさないように、また感染に負けない体をつくるために、まずは**「安易に抗生物質に頼らない」**こと。また風邪やインフルエンザにかかったら**「高熱がクスリ」**と考えましょう。特にインフルエンザウィルスは熱にとても弱く、体温が39℃になると活性がガクンと落ちます。その熱を途中で下げると、せっかく死にかけたウィルスがまた活性化して異常繁殖するので、熱は出しきることです。

第5章

こわいのは「がん」ではなく「がん治療」

心得

33

その腫瘍、ほんとに「がん」ですか？

スイスは「マンモグラフィ廃止」へ。健康な人が、いらない治療をされている

ここ数年、欧米では**「がんでもない人を検診で掘り起こして、無意味で有害な治療をするのは、もうやめよう」**という、大きな波が起きています。

アメリカの統計では甲状腺がんの発見数も右肩上がりで、1975年は10万人あたり5人だったのが、2010年には14人と3倍増。ところがこの35年間、死亡数は10万人あたり毎年およそ0・5人のままなのです。

つまり、昔の3倍多く発見されるようになった「甲状腺がん」のほとんどが「がんもどき」だということです。

韓国では国が検診を公認したら、甲状腺がんの発見頻度が15倍に。でもやはり、甲状腺がんの死亡率は同じです。

またこのデータから、転移がひそんでいる本物の甲状腺がんは、いくら早期発見・早期治療しても治らない、ということも読み取れます。

アメリカでは「がんという名前の無害な腫瘍（つまり、がんもどき）」のことが

年々クローズアップされ、2013年、米国立がん研究所が「乳がんの中の非浸潤性乳管がんや、前立腺上皮内高度腫瘍形成（上皮内がん）などを、がんと呼ぶのはやめるべきだ。死ぬリスクはないのに、がんという言葉の響きが患者を恐怖に陥れている。**別の名を考えよう**」と、米医師会誌で提案しました。

その「がん治療」、不要です

スイス医療委員会は2014年、**「マンモグラフィ廃止」**を勧告しています。理由は、「乳がん検診でがん死を減らせる」と称するデータは古かったり信憑性に欠ける一方、「生検（しこりに針を刺して組織を取り、顕微鏡で見る）でむやみに体を傷つける」「手術や抗がん剤などの不要な治療をされる」などの害が大きいから。

実際カナダでは、マンモグラフィを受けた女性、約4万4925人を25年追跡したら**「乳がんと診断された484人中、106人は過剰診断で不要な治療をされていた」**とわかり、世界の10の研究をまとめて分析した論文『コクラン・レビュー』の結論も**「マンモグラフィは乳がん生存率に影響を与えない」**というものでした。
ほかに甲状腺がん、前立腺がん、肺がんも、検査で見つかるものは過剰診断が多く、不要な治療をされやすいと、米国立がん研究所が発表しています。

日本でも世界でも、今までに何百万人もの女性が、マンモグラフィで乳がんと診断され、必要のない乳房全摘や温存療法、抗がん剤、ホルモン剤、放射線などの治療を受けさせられてきました。

男性も、前立腺の異型上皮を「がん」と診断され、前立腺を全摘されてオムツが手放せない生活になっている人が大勢います。

健康な体にメスを入れたり、毒性が強く発がん性のある抗がん剤を打ったり、放射線を当てたりしたら、なにもやらない人より確実に寿命が縮みます。

検査で放射線を浴びたり、抗がん剤治療をしたせいで本物のがんになって亡くなった人も、かなりいるでしょう。

「がんはとにかく早期発見・早期治療」という考えかたは、まったく罪つくりです。

「私も早期発見で治りました！」と宣伝するワケ

妊婦さんは特に、がん検診など絶対に受けないことです。妊娠中に検査をすると、ホルモンの影響で、本当はがんではないのに**「乳がん」「子宮頸がん」**と診断されてしまうことが、よくあるからです。

僕が相談を受けた患者さんは、妊娠8か月のときに乳がん検診を受けたら、超音波で右乳房に2㎝弱のしこりと、それより小さなしこりが見つかりました。念のため生検を行うと「がん」と診断され、次は局部麻酔をして、太い針を刺して組織を取り、再検査。乳腺科の医師から「さらに詳しく調べてみる必要がありますが、まず抗がん剤を使い、場合によって早めに帝王切開をして、そのあと乳がん手術の日取りを決めましょう」と言われたそうです。

これから赤ちゃんが産まれるというときに「がん」と宣告され、帝王切開だの、出産後に乳房を切るだのと言われたら、どれだけショックで落ちこむでしょう。

僕は「安心してください」と伝えました。

「妊娠中は、乳がんや子宮頸がんとまぎらわしい病変ができやすいので、慎重に判断する必要があります。また一般に超音波でしか見つけられないものは、たとえ細胞診でがんと診断されても、命とかかわらないがんもどきがほとんどですよ。いずれにしても、元気な赤ちゃんを産んでから、改めて受診することをおすすめします」

また妊娠中に発見される「子宮頸がん」も多い。

子宮頸がんには扁平上皮がんと腺がんがあり、どちらも上皮内にとどまっていれば99%がんもどきです。日本ではがんと呼びますが、欧米では慢性疾患扱い。

しかし医者は奥まで検査したがる。子宮頸部を円錐状に切除して、組織に少しでもがんがあると、「浸潤（周囲の組織まで増殖）している」となって、帝王切開と同時に子宮が摘出されたり、出産まであきらめさせられたり。

妊娠中に子宮にメスを入れると、術中術後の出血が増えたり、流産や早産のリスクが高まります。どんな手術も、断固、拒否することです。

子宮頸がんは30代前後でよく見つかりますが、たいてい上皮内がんで死亡率は低い。**ところが若くして子宮頸がんと言われて「早期発見で治った」と思いこんだ女性たちが、検診や子宮頸がん予防ワクチンをすすめたりしています。全廃すべきです。**

心得

34

抗がん剤を
「受けて」後悔する人は多い。
「受けなくて」後悔する人はいない

2500人を看取った医師が「治療を後悔する人が多すぎる」

最近、医者どうしの対談を何回か、雑誌やテレビの仕事で経験しました。とても印象深かったのは「**治療を後悔する人が多すぎる。手術や抗がん剤治療を受けすぎると、しばしば悲惨なことになる**」という、84歳の現役ホスピス医・小野寺時夫医師の言葉です。

小野寺医師は外科医として5000人以上のがん患者を治療し、アメリカで肝臓移植にもかかわり、都立病院の院長も経てホスピス医に転じた大ベテラン。今まで看取った末期がん患者は、2500人を超えるそうです。

小野寺医師は、外科医として執刀した実体験から「がんは発生したときから運命が決まっていると言ってよく、手術してもダメなものはダメ、手術しなくても、のんびりタイプのがんなら長生きする」「がんは放っておいたから転移するのではなく、発生したときから、転移を起こすものは起こす。手術で転移を防げるわけではない」と、僕の「**がんもどき理論**」とほぼ同じ結論に達していました。

そのベースに苦い経験があるそうです。外科医時代、胃がんの切除手術中にたまたま、直径1㎝のすい臓がんを見つけて「こんなに小さければ治るだろう」と切除。ところが1年ですい臓がんが再発し、患者さんは亡くなってしまった……。

前に書いた「抗がん剤をあれこれ打たれて、ボロボロになってホスピスで亡くなる患者さんがいちばん悲惨」というのも、小野寺医師の言葉です。

「抗がん剤治療を受けて後悔している人は、たくさんいます。逆に**『受ければよかった』と後悔している人は、ひとりもいない。**受けない患者さんは副作用で苦しむことがなく、経過もわりと平穏ですから」

抗がん剤の**「効かなさ」**もひどい、と苦笑されていました。

たとえば外科医時代、胃や大腸など消化器がんの手術をした患者さんを、本人や家族の希望により、抗がん剤を積極的に使う化学療法科に10人以上紹介した。効果の認められた患者はひとりもいなかった。

また最近、ホスピス入院患者で抗がん剤治療を受けたことのある患者さんの中で、医者からの紹介状に「効果」が書かれていた160人を調べたら、「有効」とされていたのはわずか6例で、それも「一時的」なものにすぎなかった。160人の中で、抗がん剤の種類を2度、3度と変えて治療した80人のうち、抗がん剤を替えたら効いたという例はひとつもなかった……。死屍累々です。

「治療しすぎない医者」が増えてきた

医者側は**「がんが進行していても、できる治療はなんでもやることが最善」**だと思いこみ、患者側には**「最後まであきらめず、なにかしてくれるのがいい医者」**という思いこみがあるのも問題だと。

「医者は患者に、正直に話すべきです。抗がん剤を使っても、がんが治るわけではないこと。延命するといっても、せいぜい数か月が多いということ。延命効果のある例もなくはないけれども、その率は非常に低いこと。副作用で大変苦しむこと。すべて、きちんと伝えた上で、患者に判断をゆだねるべきです」

がんの苦痛をやわらげる「緩和ケア」の分野では、小野寺医師のように**「治療しすぎない選択」**を提唱する医師が増えています。輪が広がることを祈ります。

心得

35

痛くてがまんできないときは、「アセトアミノフェン」を

何度でも書きます。「がん放置療法」の3か条

僕が提唱する「がん放置療法」は、早とちりな人からよく「がんはすべて、なにがなんでも放っておけ療法」とカン違いされます。そんな無茶な。

何度でも書きますが、がん放置療法は胃がん、肺がん、乳がんなど、かたまりを作る固形がんへの対処法。日本人のがんの9割は固形がんです。がん放置療法の基本は、

1. 自覚症状がないのに検査で見つかるのはほぼ、「がんもどき」だから忘れなさい

2. もし本物のがんなら、全身に転移がひそんでいるから手術や抗がん剤は無意味

3. つまり固形がんはなるべくそっとしておき、もしも痛みが出たら、それをやわらげる緩和ケア（腫瘍でふさがれたところを拡張器で広げたり、放射線で開通させる、鎮痛剤を使うなど）をするのが、いちばん穏やかに長生きできる

放っておくと最後まで痛まず苦しまず、ロウソクの炎が消え入るように逝けるがんは、たくさんあります。**少なくとも胃がん、肝臓がん、食道がん、子宮がんの4つは**

手術や抗がん剤治療をしなければ年齢に関係なく、最期までほとんど痛みません。

「痛み」をやわらげる方法

痛みは、がん細胞が臓器の外に出て神経を侵したときなどに出ます。
そうなったときに、痛みをクスリで抑える方法をお知らせしておきます。

第1段階…鎮痛剤のアセトアミノフェンを、1日4〜6回飲んでみる

このクスリは薬局で買えます。薬剤師さんに「アセトアミノフェン100%の鎮痛剤がほしい」と言って、出してもらってください。アセトアミノフェンは、腰痛や神経痛などの痛みがつらいときの鎮痛剤としてもおすすめです。

第2段階…アセトアミノフェンが効かなくなったら

こうなると、つぎは医療用麻薬になるので、医師の処方が必要です。
まず、「リン酸コデイン」という弱い麻薬を試します。

第３段階…それでダメなら、モルヒネ系のクスリを試す

「モルヒネ」と効くと中毒におびえる人がいますが、内服ならば、血中濃度が少しずつ上がるので、中毒の心配はまったくありません。

吐き気や便秘などの副作用が強いときや、モルヒネがあまり効かないときは、医者に相談して、モルヒネとほぼ同じ働きをする**「フェンタニル」**のパッチ（貼り薬）を試してみます。胸、お腹、上腕部、太ももなどに1回貼ると、72時間効果を発揮し続けるので、出かけるときにも便利なクスリです。

モルヒネやフェンタニルは、オピオイドと呼ばれる種類のクスリで、神経細胞にある「オピオイドμ受容体」というタンパク質に結合して活性化させます。この受容体は、神経の働きを強力に抑制する働きをもっているので、痛みを止められるのです。

フェンタニルは、モルヒネの１００倍以上強い鎮痛作用をもち、鎮静効果や呼吸抑制が強く出すぎることがあります。日本では、ある程度モルヒネを使ってから「切り替え」で使用する決まりになっています。

痛みをうまくコントロールすると気力がわいて食欲も出て、延命につながります。

心得

36

遺伝子、粒子線、免疫……先進医療はサギだらけ

「遺伝子治療」の効果が認められた例はない

今までにいったいどれだけ多くの「最先端治療」「先進医療」が人々の期待を集め、大金をむしり取り、裏切ってきたでしょう。

500万円もかかる遺伝子治療をめぐる裁判のことが、「医療問題弁護団」のホームページに紹介されています。

原告は**「がん遺伝子治療」**を看板に掲げるクリニック。ホームページやフリーペーパーで、末期がんでもかなりの確率で延命できる、と思わせる宣伝をしていました。

患者さんは大学病院で「余命は1か月から数か月」と言われていましたが、クリニックの医師から「がん遺伝子治療を受ければ、8割の人はよくなる」と力説されたので、その言葉に望みを託して、遺伝子治療を受けました。

同クリニックの「がん遺伝子治療」は自由診療で、治療費はメインコースだけでも約500万円。しかも一括前払いが原則で、**「もし途中で亡くなったりして解約しても、支払われた治療費は返還しない」**という特約が契約書に書かれていました。

しかし治療開始から約1か月で患者さんは亡くなりました。するとクリニックは、治療費の残り半分が未納だから支払えと、遺族を訴えたのです。

遺伝子治療は、がん抑制遺伝子や、インターフェロン（ウィルスなどに感染したとき白血球、リンパ球などで作られる物質）などを活用する治療法ですが、まだ研究途上で、**確かな治療効果が認められたケースは日本にもアメリカにもひとつもありません。**遺族は法律相談に来て初めて、そのことを知りました。

裁判ではクリニックの「消費者契約法違反」（治療効果の説明が不誠実で、不利益な事実を告げない）による契約取消しと、治療効果などの「説明義務違反」などが主張されました。クリニックは宣伝に使っていた、がん遺伝子治療の効果をうたうデータを提出せず、結局、患者さんへの説明不十分を認めて和解しています。

免疫療法も、効果が立証されていないのに1000万円以上請求されることもあり、サギの温床です。こちらは患者さんが病院の説明不十分を訴えた裁判があります。

「悪い細胞だけたたく」ことはできない

かつて、肺がんによく効いて副作用が少ないという触れ込みの**「イレッサ」**を、厚労省は世界一早く認可。イレッサは「夢の分子標的薬」として発売されました。しかし3年間で588人が副作用で命を落とし、訴訟が起きたあとに**「100人中10人以上に肺障害などの重い副作用。100人中7人が死亡。延命効果はなく、7割は寿命が縮む」**実態が厚労省に報告されました。

海外では早くからイレッサの重い副作用が指摘されていたのに、日本の学会、病院、製薬会社、国は一致団結してメリットばかり吹聴したのです。

作詞家のなかにし礼さんは「食道がんを陽子線で治した」と注目を集めました。

X線を使う従来の放射線治療に対して、陽子線、重粒子線による「粒子線治療」は体の深部に線量のピークがくるので、抗がん効果も高いはずでした。

しかし、放射線治療装置の精度も上がっているので、治療成績は、どのデータを見ても変わりません。それなのに、重粒子線は強力で正常細胞のダメージが大きいため、アゴの骨が溶けて穴があくなどのひどい後遺症も出ています。

それでいて陽子線も重粒子線も健康保険がきかないので、治療費は自費で300万円。先進医療はサギだらけ、と心に刻みましょう。

心得

37

「民間療法」にもこわい副作用がある

そのトマト、本当に効いたんですか？

それにしても人間は、なにかを頼りにしないと生きていけない存在なんだなぁ。

患者さんとお話ししていて、いつも痛感します。

がんを放置すると決めたら、ふつうに暮らして、いちばん充実した人生を送る秘訣ですよ。栄養のあるおいしいものを食べて、人生を楽しみ、苦痛だけは抑える。それが、

いつもそう伝えるのですが、患者さんは、かならずと言っていいほど「温熱療法ってどう思われますか？」「知人が、この漢方薬がいいって送ってくれまして」「玄米菜食をやろうと思うのですが」「高濃度ビタミン点滴は効きますか？」……。

特別ななにかを求め、やろうとします。そして、効果が証明されていない民間療法に手を出してしまいがちです。

僕は**「がんを治すとうたってお金を取っている療法は、医者が堂々とやっている免疫療法や漢方薬も含めて、ぜんぶサギです」**と答えます。

そもそも、民間療法にのめりこむ人はほぼ、「効いた」「治った」「がんが消えた」「命が延びた」といった、個人的な体験談にひかれていますが「トマトで進行がんが消えた」という体験談があっても、本当にトマトで消えたのか、本人にもわかりません。がんは診断ミスが多いので、そもそもがんではなかったかもしれない。

穏やかに、楽しく、気持ちよく過ごす

闘病中のかたをがっかりさせて申し訳ないのですが、僕は、本物のがんの手術をしたあと再発・転移して、衰弱したところから生還した人を見たことがありません。世界の医学論文を見ても、そういう「奇跡」が科学的に証明されているケースは、10万人にひとりか2人の確率です。**逆に僕は、治療をしないで様子を観察していたがんが消えたり、小さくなった例は数えきれないほど見てきました。診断は「がん」でも、じつは「がんもどき」だったのです。**

つまり、身もフタもない言いかたですが、**なにをしても、しなくても、本物のがんは治らないし、がんもどきは命にかかわらない。**これに尽きるのです。

ただ、患者さんは治療の主人公ですから、がん治療を受けない自由があるように、どんな「療法」を受けることも自由です。だから、明らかに危険であるとか、大金を

むしり取られそうな場合を除いて、患者さんがこうしたいということには、なるべく干渉せず、賛成も反対もしないように心がけています。

覚えておいてほしいのは、**「民間療法にも副作用がありえる」**ということです。病気に作用する療法や漢方薬があったら、かならず副作用があるはずです。民間療法は長く続けるものが多いので、害が蓄積して大事に至ることもあります。

かつて慢性肝炎の患者さんが、有名な漢方薬「小柴胡湯《しょうさいことう》」を服用して、2年間で88人が間質性肺炎を起こし、10人が死亡。漢方薬ではほかにも多くの死者が出ています。僕の患者さんは、木の皮のエキスで全身の皮膚がズルッとむけて亡くなりました。

また、がんの再発や転移があって衰えてきたら、残念ですが余命はそう長くはありません。なのに、やつれきった患者さんが一縷《いちる》の望みを託して、味もそっけもないものを食べたり、無理にジュースを飲んでいる姿は、痛ましくて見ていられません。

がんが進行しても、特別な「療法」をさがし求めないでほしい。穏やかで、楽しく、気持ちのいい時間を、たくさん過ごしてほしい。それが尊厳ある最終章だと、僕は思います。青い鳥は、いつも身近にいます。

心得

38

ペットにとって、延命治療は拷問である

「クスリ漬け」はペットも同じ

ここ40年、犬を飼っています。今4代目で、まだ生後8か月です。

3代目はウェリッシュ・コーギーのオスで名前はボビー。未熟児で生まれて目がよく見えず、体も弱かったので、生まれてから死ぬまでずっと夜は一緒に寝ていました。

ボビーの最期は皮膚がんのような、老衰のような感じで、ところどころ皮膚がむけていましたが、獣医に連れて行ったことはありません。人間と同じくペットの病気も自然現象で、治るものは自然に治るし、治らないのは運命。

どちらであっても、自然に任せておけば、のたうち回って苦しむようなことにはなりません。診断をつけよう、治療しようという気にはまったくなれませんでした。

ボビーはヨロヨロしながら13歳の天寿を全う。初代のビーグル犬、レディは乳がんを放置して、17歳で安らかに逝きました。**がんのしこりが見つかってから10年、人間でいえば40年ぐらい無治療のまま、ふつうに暮らしたことになります。**

ペットにとって、大けがの手当てなどをのぞくほとんどの医療行為は拷問あるいは暴力行為だと、僕は思います。人間は自分から病院に足を運び、つらい治療も「病気を治すために、がんばろう」と納得して受けます。

しかしペットには「治療」の意味がわからない。体を押さえつけられいろいろ検査されることも、痛い注射も、クスリやその副作用も、ひどい虐待でしかないのです。

ペットは人の所有物で、法律の上では家具や車と同じ扱いですが、考える能力や感情があるのだから、その子の気持ちや自由をなるべく尊重したい。

しかし現実には人間以上に、無意味な治療の犠牲になり、クスリ漬けにされている。

ペットのがんの治療には、人間と同じ抗がん剤が使われて、飼い主は1回数万円を支払わされます。正式な治験が行われているわけでもなく、効果も副作用も、ヤブの中です。また僕は免疫療法、温熱療法などの代替療法は、お金を取ったらサギだと言い続けていますが、ペットの免疫療法や温熱療法もおおっぴらに行われています。

僕のセカンドオピニオン外来ではペットの相談も受けていて、先日は耳におできができた猫を連れた飼い主が見えました。触診すると良性腫瘍とがんの可能性が半々ぐらい。どちらにしてもなにも治療しないほうが元気に長生きできるとお話ししました。

しかし獣医は**「がんの恐れがあるから手術しましょう」**の一点張りで、その病院では、手術前後の検査やクスリ代を入れると治療費が100万円を超えるそうです。

高いお金を払って愛犬や愛猫を拷問することにならないように、ペットの健康管理、よくある症状と治療についての、僕の考えをまとめておきます。

近藤流ペットの健康管理5か条

1．ペットの体温、心拍、呼吸数

この40年間に、4匹の犬たちの体温、心拍、呼吸数を測ったことはありません。元気かどうか、なにか異常があるかどうかは、様子を見ればわかります。それに個々のふだんの測定値にはかなりブレがあるので、急場で測っても意味がない。ふだん測定しているひまがあるなら、抱っこしてなでてあげたほうがいいでしょう。

2．ペットのおう吐

おう吐は体にとって悪いものを外に出そうとする反応です。
犬や猫はよくおう吐します。それが体の調節システム、自然が与えた知恵です。

しばらくおう吐が続いても、よほどグッタリしていない限り見守ってください。水をいつでも飲めるようにしておいてください。必要なときに、自分から飲みます。

3．ペットの下痢

おう吐と同じく、下痢も多くは体にとって悪いものを排出しようとする反応です。止めてはいけません。

いつでも水が飲めるようにしておけば、ペットは必要なら自分から飲みます。

ペットでも人間でも、下痢が重症感染症、中毒、がん、腸の炎症からきている可能性は皆無ではありませんが、まずは自然に任せる気持ちが大切。

中毒や重症感染症なら、どんどん下痢をして悪いものを排出する必要があります。

4．ペットの発熱

犬猫の平熱はもともと高く、感染症の熱ならそのうち下がるので見守りましょう。

熱中症の可能性がある場合は、いつでも水を飲めるようにしておきます。

熱がなかなか下がらなくても、元気にしているなら大丈夫です。

ついでに触れると、人間の発熱の原因はほとんどが、風邪などの感染症です。前にも書いたように、そこで解熱剤を飲むと長引くので、クスリは飲まないこと。

5．ペットの痛み

ペットが痛がっているのはかわいそうだから、足をひきずっていたり、どこかをやたらとなめていたら、獣医に痛みを取ってもらいます。

ちなみに人間の大人の痛みは、子どもに片頭痛や腰痛がないことでもわかるように、たいてい老化現象です。がまんできる痛みはがまんしないと、本書で繰り返し警告しているクスリ漬け人生に突入することになります。

6．ペットの看取り

自由が好きな子、なでられるのが好きな子、いろいろなので「その子の気持ち」に寄りそって、最期はできるだけ一緒にいてあげましょう。

第6章

体のチカラがよみがえる〝近藤流〟健康法

心得

39

「おやつの時間」が寿命を延ばす

カフェインは、本当に体に悪いのか

日本の「3時のおやつ」からイギリスの「アフタヌーンティー」まで、おやつの時間はどこの国にもあって、子どもから大人までみんなの楽しみですね。

僕自身もおやつが大好きで、仕事の合間にケーキを食べたり、本屋に行ったついでに甘味処に入って、クリームあんみつを食べたりします。

とりわけ、集中して医学論文を読んだり、外来が立てこんで、頭を使いすぎてボーッとしているときのおやつは、脳のカンフル剤。甘味は体内ですぐブドウ糖に変わり、脳のエネルギーになってくれますから。脳が満足すると、心もなごみます。

おやつの相棒、お茶やコーヒーのカフェイン効果も見逃せません。**カフェインはよく悪者にされますが、お茶好きでよく飲む程度なら、むしろ良薬です。**

カフェインは中枢神経系に直接働きかけて、脳の目覚まし（覚醒）に一役買います。それで眠気が飛んで頭が冴え、集中力とやる気がわいてくるのです。

疲労回復効果も高く、オリンピックなどのスポーツ競技では、血液1ℓあたり12㎎

以上のカフェインが検出されると、ドーピングとみなされるほど。これは、試合30分前にコーヒーを約6杯飲んだときのカフェイン量に相当します。

そして利尿作用。カフェインは血管に働く作用があり、腎臓の血流も増えて尿がよく出ます。また、気管支を広げる作用や胃酸の分泌を高める作用もあります。

大人にこそ「ゆとり教育」を

世界の長寿国を見ると、世界一の日本（84歳）に続き、スイス（83歳）もフランス（82歳）もどちらも上位（2014年WHO世界保健統計）。

そして、**スイス人もフランス人も、大変なスイーツ好きです。**国民ひとりあたりの年間チョコレート消費量だけをとっても、スイス人は世界でいちばん多く10kg、フランス人も7kg食べています。

日本人の消費量は年間2kg。スイス人もフランス人も、日本人の3〜5倍もチョコレートを食べているのです。

ミルクチョコレートの栄養成分は100gあたり558kcal、炭水化物55・8

g、脂質34・1g、たんぱく質6・9gと、堂々の高カロリー、高糖質、高脂肪です。なのにどちらの国も、肥満国ランキングでは20位圏外、糖尿病の人も多くなく、世界で指折りの長寿国。栄養と健康の常識がひっくり返りそうです。

そういえば、スイスはインスタントコーヒーを生み、フランスはカフェ文化の国で、どちらも大のコーヒー好きです。

甘味とカフェインで日々、うまくリフレッシュする「心のゆとり」こそ、健康長寿の基本かもしれません。「無茶をする」という言葉の語源は「お茶する時間も惜しんで仕事をすること」からきています。

もちろん、おやつのとりすぎには気をつけて。僕は去年、バナナとホイップクリームをスポンジ生地でくるんだ、特大の「バナナオムレット・ケーキ」にハマりました。数か月、1日1〜3個ずつ平らげて幸せな毎日でした。

が、みるみるお腹がベルトの穴2つ分ポッコリして、体がつらくなったので、オムレットとキッパリ別れました。

スイスの人はチョコを大量に食べてもなぜ太らないのか、解明したいと思います。

心得

40

うつは「腹ぺこ療法」で改善する

「私の自殺願望って、ウソだったんだ」

うつの時代、という言葉をよく聞きます。

うつ病は「死にたい病」とも言われて、果てしなく気持ちが沈みこみます。なにもやる気が起きなくて、顔を洗うのもだるい。だれかと顔を合わせるのもつらい。

そこでクスリに手を出さないで、とことんお腹をすかせてみてください。


作家の曽野綾子さんと対談したとき、若いころ、視力が0・02しかないのを気に病んで長いこと、うつ状態が続いたという話をうかがいました。

それが、仕事でトルコに行ったことをきっかけに、一気に治ったそうです。

「まず飛行機でイスタンブールに降りて、車で500㎞ぐらい走ってアンカラに行ったんだけど、途中にドライブインとかなにもない。道も悪いし、混んでいて、予定を何時間も過ぎても着かないんです」

そのとき、食べもののことしか考えていない自分に気づきました。

それまで何年もずっと「目が見えないから死にたい」と思い続けていたのに、異国で車がいつ目的地に着くのかわからなくなったら、考えることはただひとつ「いつになったら、ごはんを食べられるんだろう」ということだけ。

「ああ、私の自殺願望ってウソだったんだなぁって、自分をあざ笑えるようになったら治っちゃった。うつ病患者には、なにも食わせないのがいいと思いますよ」

あっけらかんとおっしゃるので、こちらも思わず笑ってしまいました。

死にたくなったら、腹ペコ療法を試してみてください。

水以外なにも食べないで、とことんお腹をすかせてください。そして**「ああダメだ。食べもののことしか考えられない」と思ったら、焼き肉を食べてください。**ただ焼くだけだから、かんたんです。一緒に野菜も焼いて、栄養のバランスをとりましょう。

焼き肉食べれば、健康長寿で、天下泰平

なぜ焼き肉なのか。元気がわいてくる成分が、たくさん含まれているからです。

特に牛肉のタンパク質は良質でとても消化吸収がよく、気力体力の回復に効果的。また牛肉にたっぷり含まれる「ヘム鉄」は、ヒジキやホウレンソウなどの植物性食品の鉄分よりも、ずっと吸収率が高い。鉄分は血液中のヘモグロビンを増やすので、体のすみずみに届く酸素も増えて、脳もシャキッとします。

焼き肉やステーキを食べると満ち足りた気持ちになりますね。

それは牛肉の赤身にも脂身にも、心を安定させるセロトニンのもとになるトリプトファンや、脳の細胞を丈夫にするコレステロール、脳を活性化させるアラキドン酸など、気分が前向きになる成分が豊富だからでしょう。

日本人の平均寿命が40歳前後だった江戸時代、**徳川家康は「クスリ食い」と称して牛肉をよく食べ、16人の子宝に恵まれて、75歳まで生きました。**「鳴かぬなら、鳴くまで待とうホトトギス」とうたわれた粘り強さも、牛肉の「薬効」かもしれません。

家康は、負け戦にガックリうなだれる自分の姿を、画家に描かせるなどユーモア精神にも富んでいました。焼き肉を食べ終えたら、落ちこんでいる自分を笑い飛ばしてみましょう。

心得

41

「ガム噛み健康法」でボケない、よく眠れる、歯周病にならない

運動不足なら、ガムを噛みなさい

ナマケモノでも続けられる健康法ってありますか？　患者さんからよく聞かれます。**おすすめは「ガム噛み」。歩くことと同じぐらい、アゴの運動は大事です。**

100歳を過ぎても元気な人はアゴをよく動かしてハッキリしゃべり、よく噛んで食べています。107歳と108歳まで長生きした双子、きんさんぎんさんもともに大きな声でよく話し、ワッハッハと豪快に笑っていました。また最晩年まで、フライドチキンやハンバーガーにかぶりつけるほど、アゴがしっかりしていました。

逆に、流動食などの**「噛まない生活」**が続くと一気にボケて寝たきりになりやすく、奥歯を失ったり入れ歯が合っていない人のボケ率も、高いことがわかっています。

よく噛む効用は、つぎの6つです。

1. だ液がよく出て**消化を助け**、胃腸もよく働く
2. だ液には免疫物質、タンパク質、カルシウムなども含まれ、また口の中を洗って殺菌する。相乗効果で**口内炎、虫歯から感染症**まで、万病が遠ざかって若さと

健康を保てる

3. 噛むたび歯ぐきをマッサージするので**歯周病**にもなりにくい

4. アゴと直結した脳の緊張がほぐれて、**ストレス解消に**

5. 20以上の表情筋もよく動くので、**顔のシワ・シミ・たるみ**を予防

6. 食べものを噛んで味わうときに五感と運動神経が働くので、よい**脳トレ**になる

逆に、よく噛まないとだ液の分泌量が減って消化力が落ち、抗菌作用や免疫作用なども弱ります。また口の中が乾くと食べものを飲みこみにくいので、流しこめるようなものばかり食べてさらに噛まなくなる、という悪循環にはまってしまいます。

なぜ「ガム噛み」なのかというと、食事のときに一口ごとに30回噛んだりするのは大変で、続かないから。ガムなら用事をしながら気軽にいくらでも噛めるし、歯の隙間まできれいに掃除できます。

また、スルメやメザシを噛むより歯や歯ぐきへの当たりがやわらかくて、歯周病予防マッサージにも打ってつけです。

日本の高齢者についての明るいニュースがあって、**70代の体力・運動能力が、12年前に比べて平均5歳も若返っているそうです**（文部科学省2013年発表）。

健康のために、スポーツクラブなどで運動する人が増えたことが大きいようです。

僕たちが体や口を動かせるのは、脳のおかげです。どんなに動かしたくても、脳の指令がなければまさに指1本、ピクリとも動かせません。

逆から言えば、**体や口をよく動かすほど、脳は忙しく働いてさまざまな情報処理を行い、活性化します。運動能力が若返ることは、脳が若返ること。**

また、運動して体の筋肉が増えると、血液量も増え、脳に今までより多くの酸素と栄養が運ばれて、これも脳の若返りに結びつきます。実際「運動習慣」は、ボケ予防効果が医学的に認められています。

運動というと、体を動かすことに気をとられますが、アゴを動かすことも大切な運動です。ガム噛み運動を始めたとたん体感できるのは、**「だ液がたっぷりわいてくる」**ことと、**「頭のあたりがジワッと温かくなる」**こと。血流がアップしたサインですね。

しっかりガムを噛んで、よくおしゃべりして、大笑いして、つややか長寿をめざしましょう。

心得

42

「1日1万歩」は体をこわす。夕方に「ラジオ体操」を！

「やりすぎ」「減らしすぎ」のダブルパンチ……

人間は**「やりすぎる」**動物です。

カロリーの摂りすぎには気をつけるのに、栄養成分となると**「レモン3000個分のビタミンC」**などのPR文句に釣られる。体によくても、摂りすぎれば体の負担になるのに。

逆に「塩分の摂りすぎはよくない」と聞けば、減塩しょうゆを少し使うのもビクビク。日本の厚労省は、塩分を1日6g未満に控えるようすすめています。

しかし最近の世界17か国の10万人調査で、食塩の摂取量が1日7・6g未満の人は、17・8g以上摂る人よりも、死亡や心筋梗塞、狭心症のリスクが高いと報告されています。

摂りすぎと同じように、減らしすぎもよくないのです。

また、**「体温を上げれば免疫力がアップする」**と聞けば、夜も肌身離さず温熱器を身につけてヤケドを負ったりする。体表の温度はよく変わりますが、**臓器などの「深部体温」は、外から熱を加えても変わりません。**深部体温が上がったら、それは熱中症です。

「運動」もまったく同じです。1日1万歩、歩くことを生きがいにしている人はとても多いですね。僕の知人は、肥満解消のためとはりきって1万歩ウォーキングを続けたら、数か月後、ひざをいためて歩けなくなってしまいました。

本来は、歩くときには足だけでなく腕や腰回りも含めた全身の関節と筋肉がバランスよく使われるはずです。**しかし、多くの人は歩く姿勢に問題があるので、歩行の衝撃がダイレクトにひざや腰に伝わったり、脚ばかりむやみに動かして、太ももの筋肉やアキレス腱に無理な力をかけ続けることになります。**

異常気象なので猛暑から酷寒まで、天候にも体調を脅かされます。

一般に1万歩歩くのに、1時間半以上かかるのを負担に感じるかたも多いでしょう。

おすすめは「夕方にラジオ体操」!

僕は、歩くのはほどほどにして、マイペースで毎日「ラジオ体操」をやることをお

すすめします。１９２８年、国民の体力向上と健康増進のために生まれて今も早朝にＮＨＫラジオとＮＨＫ Ｅテレで放送され、全国各地で行われている、国民的体操。

場所をとらず器具もいらず、だれでもどこでもかんたんに、約3分間で10種類以上の運動ができます。筋トレ、ストレッチ、バランス運動がすべて含まれ、体のおもな骨と筋肉をまんべんなく動かせます。また、日常生活でほとんどやらない**「ピョンピョン跳ぶ」**体操で全身の骨がゆさぶられ、体のゆがみを正せます。

構成もよくできていて、まず準備運動で体を温め、筋肉をほぐしてから強めの運動をして、後半は再び体をととのえていくので無理がありません。

気軽でラクなのに、ラジオ体操の効用は多彩で、「両手を大きく広げて上体を開く運動で、肩コリがとれて頭がスッキリ」「体を左右にねじる運動で内臓が刺激され、便秘解消」「体のすみずみに血液が届いて肌がつやめき、血圧も安定する」「骨格を支える筋肉が自然にきたえられて、ぎっくり腰や坐骨神経痛の予防になる」などなど。

時間は、夕方が意外におすすめです。心肺機能やエネルギー代謝が活発な時間帯で、運動に適しているんです。昼間、座りっぱなし、立ちっぱなしになりやすい人は体がほぐれて血行も改善。食欲がわき、消化もよくなり、夜は安眠できます。

心得

43

「白米、白砂糖は体に悪い」は大ウソ！

「白い食べものバッシング」のカン違い

白砂糖、精製塩、白米、白パンなどの「**精製された白い食べもの**」は、またかというほど、よくバッシングされます。

そのほとんどが、カン違いです。

まず「白いものは人工的」という思いこみがあるのか、大まじめに「漂白されている」「白く着色」「化学合成された白さ」などと言われやすい。

小学校の理科の時間を、思い出してください。

白砂糖や精製塩が白いのは、色素などの不純物が除かれた、ピュアな結晶だから。

雪は、無色透明な水蒸気が結晶になっていて、表面の細かな凸凹が光を乱反射するから純白に見えます。ガラスもこなごなに砕くと、白く見える。それと同じなのです。

また、白米や、白パンを作る小麦粉が白いのは、表皮を取って「**精白**」しているから。渋皮を取った栗と同じく、皮がないほうが食べやすく、おいしく、消化もよくなります。

日本では江戸後期に、大変なぜいたく品だった白米が、庶民の口にも入るようになりました。スイスの1880年刊『アルプスの少女ハイジ』には、ハイジがふわふわの白パンに感激し、体の弱ったおばあさんに届けて、泣いて喜ばれる話が出てきます。

それ以降、日本では白いごはんがほぼ主食になり、スイスの国民食、チーズフォンデュには白パンが添えられています。日本もスイスも世界の長寿国ですから、**白米や白パンはむしろ、寿命を延ばしてくれているのではないでしょうか。**

白い精製食品には「ビタミンやミネラルが少ない」という批判もついて回りますが、人がビタミン不足で死んでいたのは、はるか昔。今、先進国でふつうに食べていれば、欠乏の心配はありません。

それよりも、あらゆる食品やドリンク類にビタミン・ミネラルが添加され、さらにサプリで補給する人も多いので、摂りすぎのほうが心配です。

ビタミンもミネラルも、摂りすぎると体をこわします。

白砂糖は本当に高カロリーなのか？

精製食品の中でも、袋だたきにあっているのが白砂糖ですね。

「白砂糖は白い麻薬」「砂糖中毒」「血糖値が乱高下」「糖尿病になる」「血液が酸性に」「骨がボロボロに」「キレる」「老ける」「太る」……。

医者や栄養学者などが先頭に立って、デマをまき散らしていることに驚きます。

白砂糖をこきおろす一方、黒砂糖は「カルシウムたっぷり」とほめちぎる人も多い。じつはそのカルシウムのほとんどは、石灰カスです。黒砂糖は、サトウキビの汁に石灰を足して酸性を中和したあと、煮詰めて作られているからです。

また、**白砂糖は特に高カロリーではないし、おやつや料理に使われるぐらいの量で、血糖値（血中のブドウ糖の量）を乱高下させて糖尿病を招いたり、人をキレやすくすることもありません。**

白砂糖、そば粉、小麦粉、白米はすべて同じ「糖質」。すべて100gあたり360kcal前後です。**体内でブドウ糖に変わり、体や脳を動かす燃料になります。**食べすぎれば太りますが、それはほかの食品も同じです。

そもそも糖尿病という病名は「糖の細胞への取り込みがうまくいかなくなって、尿中にも糖が出る」という症状を示すもの。**砂糖が原因になるという意味ではまったくないのに、ネーミングが誤解を生んでいます。**

甘党に朗報！　砂糖は体に悪くない

しかし白砂糖と血糖値についてのデマはなりやまず、糖尿病のほかにも「白砂糖は吸収が早く、血糖値が急上昇。それを下げるために、ホルモンのインスリンが出すぎて低血糖になる。この乱高下が不安、躁うつ病、アルコールや麻薬の乱用、その他の非行や犯罪を引き越こしている」「下がりすぎた血糖値を上げるために、怒りのホルモン・アドレナリンが分泌され、キレる原因に」とエスカレートして、あれもこれも白砂糖のせい。白砂糖だけをムシャムシャ大量に食べる人なんていないのに、魔女狩りのようですね。

白砂糖で血液が酸性に、というのもナンセンスな話で、なにを食べようが、血液はつねに弱アルカリ性に保たれます。

さらに「白砂糖が骨のカルシウムを奪ってボロボロにする」という珍説もあって、

その理由は「血液が酸性になるのを、カルシウムで中和するため」。次から次に、よくこんなホラ話を思いつくものです。

ほかに「糖質をエネルギーに変えるのにビタミンB1が必要だから、白砂糖は体内のB1をどんどん奪って、病気を招く」という、とっぴな説もあります。ビタミンB1は豚肉やさつまいも、グリーンアスパラガス、大豆、昆布などに多く含まれますから、肉も野菜も甘いものもバランスよく食べていれば、なんの問題もありません。

FDA（米国食品医薬品局）は1986年、白砂糖をはじめとする「糖質系甘味料」の健康への影響を総合的に調べて、レポートを発表しています。

結論は**「虫歯の一因にはなりえるけれども、今の消費量や食べかたなら、ほかに有害である証拠はない」**。この報告では、国民ひとりあたりの糖質系甘味料の使用量を154gと推定していました。日本人はここ20年、米国の半分以下の60g前後で推移しています。

その後も、砂糖の健康への影響についての研究報告は数多く出ていますが、有害性を科学的に証明したデータは見当たりません。

心得

44

「玄米菜食」と「断食」で早死にする

「ベジタリアン」では100歳を超えられない

患者さんから「食べもので気をつけることは?」と聞かれると、僕はいつも**「玄米菜食や断食をしないこと。やせて体力が落ちて、早死にするから」**と答えます。

玄米菜食や断食でみるみる衰えたり、がんが一気に増殖して急死した患者さんを、数多く見てきました。世界の医学論文を見わたしても、玄米菜食や断食でがんを予防できるとか、治せるという証拠はひとつも出ていません。

一方、**100歳を超えて元気な人はみんな肉、卵、乳製品などの動物性タンパク質をしっかり摂り、ベジタリアン(菜食主義者)はほぼ皆無です。**

たとえば100歳の報道カメラマン、笹本恒子さんは「主食は毎日100gの牛肉。霜降り肉が大好物です。丈夫でいるためには肉と脂が必要」と著書などで語られ、今も取材に執筆に、パワフルな活躍ぶりです。

「マクロビオティック」などの厳格な玄米菜食を長年続けると、肌が黒ずんでつやがなくなったり、砂糖を摂らない人も虫歯になることがあります。

これも栄養のバランスがとれていないことを表わしています。玄米と野菜だけを食べ続けると、食物繊維を摂りすぎることになり、ミネラルが必要以上に排出されてしまうのも一因でしょう。

「玄米菜食は、酵素をたっぷり摂れるから健康になる。がん細胞を抑えられる」と信じているかたも多いですね。酵素はアミノ酸化合物（タンパク質）の一種で、確かに消化・代謝などの大事な生命活動を助けます。そして玄米や野菜に限らず、動物も植物も、体内に酵素をたくさんもっています。

そこから、「酵素をよく摂ると、病気や老化を防げる」という誤解がひろがったようですが、酵素はタンパク質ですから、口から体内に入ると、いったんアミノ酸に分解されます。そして必要な分だけが必要な形のタンパク質に再び合成されて、髪の毛からつま先まで、体のさまざまな組織を作る材料になります。

玄米や野菜を食べて得られる酵素は、ごくわずかなアミノ酸にすぎません。加熱すると酵素が壊れるからと、生野菜などの「生食」にこだわるのも無意味です。

「白米」で、いいんです！

玄米菜食に一生懸命取り組むかたは、**「無農薬栽培」**や**「有機栽培」**への関心も、大変高いですね。

白米は、精製によって農薬はほとんど除かれます。玄米には、農薬がたまりやすいぬか層と胚芽が残っていて、無農薬をうたう玄米からもよく農薬が検出されます。

自分の田んぼは無農薬でも、風雨などにより、ときに周辺の農家やゴルフ場で使われた農薬が流入するからです。

また鶏など動物のフンを使った肥料による有機栽培は、チッソ過剰になりやすい。東京・浜離宮庭園や琵琶湖の竹生島《ちくぶしま》では、カワ鵜のフン害で木々がバタバタと枯死しているほど、フンの過剰チッソの毒性は強いのです。

2004年、米ミネソタ大学グループは、地元農作物の大腸菌、サルモネラ菌などの微生物汚染について報告しました。有機野菜476種と、通常野菜129種を収穫前に調べたら、有機野菜のほうがずっと「汚染」率が高いという結果が出ています。

「体にいいこと」に取り組むときは、カン違いしていないか、よく調べましょう。

心得

45

50年研究でハッキリした、「糖尿病予防食」で糖尿病になる

久山町《ひさやままち》の研究でわかったこと

栄養士さんがすすめる**「体にいい食事」**といえば、糖尿病の予防食です。カロリーひかえめ。ごはん、野菜、魚をしっかり摂り、肉と脂肪は遠ざける。

血糖値が高い人だけでなく、健康な人も、耳にタコができるほど聞かされているでしょう。理論的には、この食べ方ですい臓の負担が軽くなり、血糖値をコントロールするインスリンもスムーズに出て、糖尿病もほかの病気も遠ざかるはずなのです。

ところが、**実際にこの食べ方を長年続けると、糖尿病にかかりやすくなることが、50年以上に及ぶ健康調査「久山町研究」でハッキリしています。**

この研究に協力しているのは、福岡県の人口8000人余りの町、久山町の人々。住民の年齢・職業分布がほぼ全国の平均値に近くて日本人の全体像が見わたせると、九州大学が1961年から、40歳以上の全住民の健康データを取り続けています。

栄養指導も、地元の大学の栄養学部とも連携して、厚労省や糖尿病学会が提唱する「糖質60％の日本型食生活」が強く推奨されてきました。

栄養セミナーで公開された、久山町のおばあちゃんの食事内容はこんなふうです。

1日の総摂取カロリーは1600kcal。朝食は麦ごはん、卵入りかぼちゃの味噌汁、小松菜のソテー、みかん。

昼食はごはん、アジの開き、きのこサラダ。おやつにサツマイモのモンブラン。

夕食は赤米を使った小豆ごはん、豚肉の味噌炒めレタス巻き、アサリと切り干し大根の煮物、豆腐の吸い物、カキ。

麦ごはんなど白米ではないごはんも多彩に取り入れられて、ヘルシーを絵に描いたような食事です。

久山町の多くの人が長年、炭水化物60％前後、タンパク質15％前後、脂質25％前後の栄養バランスを守ってきました。

ところが、1974年から1988年の14年の間に、男性も女性も高コレステロール血症と糖代謝異常が激増。その後はさらに悪化して、1988年に男性15・0％、女性9・9％だった糖尿病有病者が、2002年には男性23・6％、女性13・4％に。予備軍を含めると、男性の6割、女性の4割が糖尿病と、全国平均よりはるかに多くなってしまいました。

男性は肥満の人も増え続けています。

カロリー制限重視の高糖質食で糖尿病が増えた、としか言いようのない結果です。

認知症と胃がんが増えた……

この研究で、**糖尿病の人は認知症を発症しやすいこともわかっています。**久山町では、1985年から65歳以上の人を対象に、認知症の実態調査も行われています。認知症の診断がついていない、60歳以上の男女1000人余りを15年間追いかけた調査では、期間中に232人が認知症を発症しました。

性別や年齢の偏りを調整して解析したところ、血糖値が正常の人たちより、糖尿病とその予備軍の人たちのほうが明らかに多く、特にアルツハイマー型認知症は約2倍になっていました。胃がんも糖尿病の人のほうが明らかに多かった。

炭水化物を摂らなければ血糖値は上がらないので、血糖値が気になる人は、まずごはん、パンなどの主食とめん類を今の半分以下に減らしてみてください。

心得

46

たばこだけはやめなさい。肺をやられて苦しむから

自ら「息の根」を止めてはいけない

患者さんに「健康のために、やってはいけないことは？」と聞かれると、僕はかならず**「たばこだけはやめなさい。肺をやられて苦しむから」**と答えます。

僕たちは、肺をやられて息が止まったらおしまいです。肺はまさに**「息の根」**ですが、数ある臓器の中でも弱くて傷つきやすく、いたむと回復しにくいんです。

肺のつくりは、ブドウの房によく似ています。

茎が気管支、ブドウの1粒1粒にあたるのが「肺胞」で、人が息をするたび風船のようにふくらんだり縮んだりして、二酸化炭素と酸素の交換が行われます。

おかげで、僕たちは酸素を体に取り入れて、生きていくことができる。

ところが、この肺胞の膜や細胞が**「こわれもの」**なんです。

日本では今、年間に肺がんで7万人以上、肺炎で12万人以上が亡くなっています。

肺がん死はすべてのがん死の中で最も多く、さらにどんどん増えています。

もうひとつ、**「たばこ病」**と呼ばれるＣＯＰＤ（慢性閉塞性肺疾患）が増え続けて、

2013年には1万6000人以上の命が奪われました。COPDという病名は、気管支が細くなる「慢性気管支炎」と、肺がスカスカになって呼吸がつらくなる「肺気腫」を一本化したものです。

煙などの有害物質を、日常的に長く吸い続けると起きやすく、患者の9割以上が愛煙家。**毎日20本ずつ20年たばこを吸い続けると、2割の人がCOPDを発症します。つまり、40歳以降にかかる人がほとんどです。**

最近、街なかで酸素ボンベを引いて歩いている熟年男性をよく見かけますね。その多くがCOPDの患者さんです。空気の通り道「気道」から肺に炎症が広がり、セキ、タン、息切れなどがゆっくり悪化します。人によっては、階段を上るときなどにヒューヒューゼイゼイというぜんそくのような呼吸が起きます。

ありふれた症状で始まって、ゆっくり進行するので「年のせい」だと思ってたばこを吸い続けると大変です。重症化して、**「陸でおぼれる苦しみ」**にあえぎ、酸素ボンベを手放せなくなります。

肺がひどくいたんでいると、呼吸困難から呼吸停止、つまり死に至ってしまうことも少なくありません。

アメリカではこのCOPDが死因の第3位に上がってきていて、日本も近い将来、そうなると言われています。

空気清浄機もたばこのガス成分にはお手上げ

たばこの煙にはニコチン、タール、一酸化炭素、不完全燃焼による化合物など、**200種類以上の有害物質**が含まれ、そのうち**数十種類が発がん物質**です。

有害物質は本人が吸いこむ「主流煙」だけでなく、点火部から立ちのぼる「副流煙」にもいっぱい含まれ、身近にいる人の肺にもどんどん侵入します。

ちなみに空気清浄機は、たばこの煙の97％を占めるガス成分にはお手上げです。目に見える煙や匂いが消えても有害物質は空中に残り、空気はほとんど浄化されません。

たばこの有害成分が肺、胃、すい臓、膀胱などの発がんリスクを高めることも、はっきりしています。

がんは、生まれて育って診断がつくまでに10～30年かかるので、若いときにちょっと喫煙しても、中年以降に見つかるがんの一因になりえます。

がんのもとは、バケツにたまっていく……

また、ほどほどのお酒は百薬の長ですが、**飲みながらの喫煙は厳禁です。**アルコールの作用で、たばこの有害物質の毒性が強まったり、吸収されやすくなるからです。

たとえばニコチンは、アルコールに大変溶けやすい。ニコチンは天然由来の有機化合物「アルカロイド」の一種で、その毒性は青酸カリよりはるかに強い。幼な子が口から摂ったときの致死量はわずか数mg。計算上は、たばこ20本程度のニコチンで、大人でも殺せることになります。

お酒を浴びるほど飲みながらたばこをスパスパ吸ったりしたら、このニコチンの毒だけでも、体にどれだけ浸透するかわかりません。

歌舞伎役者の中村勘三郎（18代目）さん、タレントのやしきたかじんさんは、ともに大酒飲みのヘビースモーカーでした。

そして、ともに食道がんの手術のあと、肺炎から呼吸不全を引き起こして亡くなっています。

お酒とたばこで食道がいたみ、肺がいたんでいたことが、「早すぎる死」の引き金になったと考えられます。

僕の医学部時代の同級生の中で早死にした数人も、全員たばこを吸っていました。

僕は、がんの発症について**「発がんバケツ」**という考え方をしています。それぞれの人が容量に個人差のある発がんバケツをもち、大気汚染物質、放射線、農薬、たばこなど、いろいろな発がんの原因が、バケツに少しずつたまっていく。それがいっぱいになってあふれると発がんする、という考えかたです。

たばこの発がんリスクは、吸う本数、吸い続けた年月、アルコールと一緒に吸うかどうか、年齢、体質などによって大きく変わってきます。

ひとつ言えるのは、**たばこは自分の意志で「吸わない」こと、「やめる」ことができる、ということ。**身近な人たちに煙害を及ぼさないためにも、たばこだけは、やめなさい。

心得

47

いっさい治療しない死に方

胃がんを放置して10年生きた

肝臓がんの患者さんが「俳優の緒方拳さんみたいに死ねたらいいなぁ。見事でしたよね」とおっしゃいました。緒方さんは、肝臓がんのことを家族以外にはいっさい言わず、俳優の仕事ができなくなるからと、手術も抗がん剤も拒否。人生最後の仕事になったテレビドラマの長期ロケのときは、一軒家を借りて愛犬と寝泊まりして、よく話しかけていたそうです。そして仕事をやりとげ、ドラマの制作発表にも出席して、その数日後に、肝臓破裂で亡くなりました。

最期まで苦しがることもなく、名優らしい、安らかな大往生だったそうです。

僕の患者さんでは、**進行が非常に早いと言われるスキルス胃がんを放置して、初診から10年生きたAさんが思い出されます。** がんの症状が出てきたのは、初診後9年目の2008年9月でした。

まず「最近、大便が細くなっている」と訴えました。腹膜に転移したがんが増大し、大腸の内腔を狭め始めたことを示していました。翌2009年1月には「食が細くなった」「便通が悪い」「ときどき下腹部が痛む」などの症状も出てきたので、下痢などをやわらげる緩和ケアでしのぐことにしました。

85kgあった体重は70kgに減ったものの、緩和ケアがうまくいって、ロシアや沖縄・石垣島、京都などへの旅行を楽しまれました。5月には体重が62kgに、6月には52kgに落ちて、8月には会社を知人に譲るなど、人生をしまう準備を淡々と進めていかれました。

やがて全身がむくみ、近所の病院に入院。肺に水がたまって呼吸困難になり、モルヒネの投与を受けながら、10月に安らかに逝かれました。

もし担当医に言われるまま手術を受けていたら、スキルス胃がんの治療成績から考えて、初診からの余命は1年か、もって2年程度だったと思います。

Aさんは**「がんを治療しないと、こんなに尊厳が守られ、自分らしく穏やかに死ねる」**というお手本です。死の直前に少し呼吸困難があった以外は、仕事をやりとげ、旅行を楽しみ、会社をきちんと整理して、豊かな最終章を過ごされました。

スキルス胃がんの最後は腸閉そくが起きやすいのですが、その苦痛も、手術をしていないほうがはるかに少ないことがわかっています。

臓器を何度も切り刻まれ、腸閉そくに苦しみ、チューブにつながれて逝った逸見政孝さんの悲劇に胸がふさがります。

穏やかに逝けたら、いいなぁ

もうひとりのBさんは、食道付近にできた胃がんをいっさい治療せず、ふつうに暮らしながら7年生きました。最後はしこりが大きくなって食道を狭めてきたので「内視鏡などで少し広げるとラクだし、命も延びると思う」と提案しましたが、**「むかし手術で苦しんだから、絶対になにもしたくない」**と、本人の意志は固かった。

だんだん食べられなくなっていきましたが、水だけは最後まで飲むことができました。内視鏡治療を拒んでから3週間ほどして、亡くなったという知らせが入りました。

衰弱死というべきか、餓死というのか、スーッと消えるような逝き方でした。

僕もがんを治療しないで、穏やかに逝けたらいちばんいいなぁ。

よく、そう思います。

さらば、慶應義塾

今日は、僕の定年退職日です。医学部を卒業してから41年間、学生時代を含めると53年間、慶應義塾に籍をおきました。福澤諭吉の『福翁自伝』を読んで慶應にあこがれたのは小5のとき。慶應中等部に入学し、12年間の学生生活で、僕は福澤先生のいう「独立自尊」の精神を学び、自由を謳歌しました。ちなみに慶應で「先生」と呼んでいいのは福澤先生だけ。伝統的に大学の掲示板の表示などは、教授も「○○君」です。

しかし慶應病院の放射線科研修医になったら、あれれ。「各診療科の教授を頂点にした身分のピラミッド」はほかの大学病院と変わらず、助教授も教授には頭が上がらない。なのに互いを「先生」「先生」と呼びあうから、病院内は「先生」だらけでした。

僕はまず「相手が教授であっても、先生とは呼ばないぞ」と、心に決めました。

1988年、孤立覚悟で「日本では慶大、東大をはじめ、どこの大学の外科医も、勝手に乳房を切り取ってしまう。これは犯罪行為ではないか」と書いた論文「乳がんは切らずに治る」を月刊『文藝春秋』に発表。僕の話を聞いて、乳がんのしこりだけを取る「乳房温存療法」を選ぶ患者さんが増えて、今スタンダードになっています。

患者さんが最も穏やかに長く生きられる病気への対処法を、つねにだれよりも真剣に考えてきたと自負しています。外来で数万人のがん患者を診る一方、毎朝5時前に研究室に入って合計10万時間、世界の医学論文を読みこみ、執筆してきました。

「抗がん剤は効かない」「がんは原則、放置したほうがいい」「健康診断は百害あって一利なし」……。慶応病院という巨大医療施設の中から、医療界に刃向かう主張ばかりすることが許されたのは、奇跡的なことでした。病院内では孤立していましたが、つねに多くの患者さんがみえたので、寂しさやストレスを感じたことはありません。

前著『医者に殺されない47の心得』（アスコム）への熱い支持も、本当にうれしかった。

２０１３年に東京・渋谷に開いたセカンドオピニオン外来（http://kondo-makoto.com）でもすでに、海外からも含む数千組の相談にあずかっています。

今まで僕の「独立自尊」を支えてくださったみなさんと慶應義塾に、心から感謝します。今後も命が尽きるまで、研究・執筆とセカンドオピニオン外来に励みます。

２０１４年吉日　近藤 誠

クスリに殺されない 47の心得

体のチカラがよみがえる近藤流「断薬」のススメ

発行日　2015年1月25日　第1版第1刷
発行日　2015年4月4日　第1版第6刷

著者　近藤 誠

デザイン　轡田昭彦＋坪井朋子
撮影　森モーリー鷹博（帯写真）
編集協力　日高あつ子、ロハス工房
校正　柳元順子

編集担当　黒川精一
営業担当　菊池えりか
営業　丸山敏生、増尾友裕、熊切絵理、石井耕平、伊藤玲奈、櫻井恵子、田邊曜子、吉村寿美子、矢橋寛子、矢部愛、大村かおり、高垣真美、高垣知子、柏原由美、菊山清佳、大原桂子、蓑浦万紀子、寺内未来子、網脇愛
プロモーション　山田美恵、浦野稚加
編集　柿内尚文、小林英史、杉浦博道、舘瑞恵、片山緑
編集総務　鵜飼美南子、髙山紗耶子、森川華山、高間裕子
メディア開発　中原昌志
講演事業　齋藤和佳
マネジメント　坂下毅
発行人　高橋克佳

発行所　株式会社アスコム

〒105-0002
東京都港区愛宕1-1-11　虎ノ門八束ビル
編集部　TEL：03-5425-6627
営業部　TEL：03-5425-6626　FAX：03-5425-6770

印刷・製本　株式会社廣済堂

Printed in Japan ISBN 978-4-7762-0852-5